SECOURISME

PREMIER SUR LES LIEUX

CAHIER D'ACTIVITÉS

PREMIÈRE ÉDITION 2000

Ambulance Saint-Jean

Première édition - 2000

Ambulance Saint-Jean
312, avenue Laurier Est
Ottawa (Ontario)
K1N 6P6

Données de catalogage avant publication (Canada)

Vedette principale au titre :
    Secourisme : premier sur les lieux : cahier d'activités

Traduction de : First aid : first on the scene : activity book.

ISBN 1-894070-22-4

1. Premiers soins.   2. Réanimation cardiorespiratoire.   3. Premiers soins —
Problèmes et exercices.   4. Réanimation cardiorespiratoire — Problèmes et
exercices. I. Ambulance Saint-Jean.

RC86.8.F59314 1996   616.02'52   C96-900094-4

L'auto-injecteur EpiPen® est une marque déposée de EM Industries, Inc.
Ana-Kit® est une marque déposée de Bayer Inc. Allergy Products.
Tylénol® est une marque déposée de McNeil Consumer Products.
Tempra® est une marque déposée de Mead Johnson Canada.

Imprimé au Canada
N° de stock : 6501-01

TABLE DES MATIÈRES

RENSEIGNEMENTS À L'INTENTION DE L'ÉTUDIANT

Les cours de secourisme des niveaux Urgence et Général de l'Ambulance Saint-Jean sont des programmes normalisés à l'échelle nationale. Ils sont fondés sur des objectifs de rendement et sur des normes de formation bien définies, qui sont contenues dans le guide de l'instructeur des cours.

Le présent **cahier d'activités, de type autodidactique,** fait partie d'un programme de formation séquentielle comportant des films vidéo, des exercices pratiques dirigés par l'instructeur et des exercices dans le cahier d'activités.

Conditions d'obtention du certificat

Les normes de formation spécifient les conditions minimums que doivent remplir les étudiants pour obtenir un certificat. Les cours peuvent être élargis, s'il y a lieu, de façon à inclure tout complément d'enseignement nécessaire à la satisfaction de besoins locaux.

Pour recevoir un certificat, vous devez obtenir:

◆ la cote "satisfaisant" pour l'ensemble des exercices pratiques, et

◆ une note minimum de 70 % à chaque partie de l'examen écrit.

Le certificat de secourisme est valide pour une période de trois ans à compter du mois pendant lequel l'étudiant a suivi le cours avec succès.

Remarque : Les techniques de secourisme et de RCR, en particulier, se perdent rapidement à moins de s'y exercer régulièrement. On recommande aux étudiants de renouveler leur certificat de secourisme à tous les trois ans et de se recycler en RCR à chaque année.

Le manuel

Premier sur les lieux : Guide complet de secourisme et de RCR, première édition, est le manuel de référence pour le cours. Vous pouvez obtenir le manuel, soit de votre instructeur, du conseil de l'Ambulance st-Jean de votre région ou d'une librairie.
Le manuel peut servir de :

◆ lecture complémentaire pendant le cours, si le temps le permet, ou de

◆ matériel de référence une fois le cours terminé.

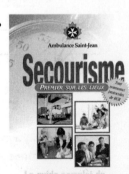

Le guide complet de secourisme et de RCR

MODE D'UTILISATION DU CAHIER D'ACTIVITÉS

Avant de commencer les exercices du cahier d'activités, vous devez, si ce n'est pas déjà fait, remplir le Formulaire d'inscription au cours à la fin du cahier et le remettre à l'instructeur.

Exercices du cahier d'activités

De type autodidactique, le cahier d'activités vous aidera à apprendre la théorie du secourisme enseignée pendant le cours et vous préparera en vue de l'examen écrit final. L'instructeur vous dira quels exercices vous devez faire et à quel moment.

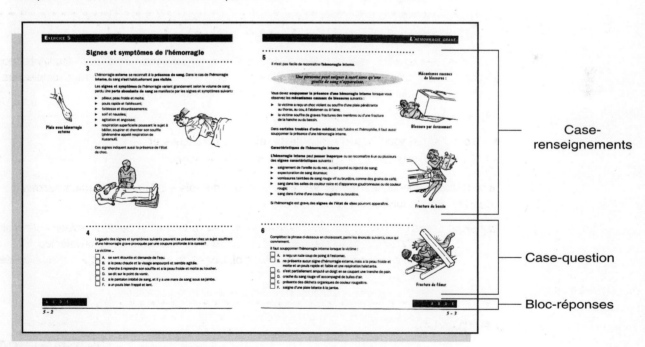

Chaque exercice se compose d'**unités pédagogiques** nommées **cases**.

Chaque case a un numéro et contient :

◆ des **renseignements** à lire, ou

◆ des **questions** auxquelles vous devrez répondre.

Les **réponses** aux questions apparaissent dans le **bloc-réponses** au bas de la page.

Comment faire les exercices du cahier d'activités

1. Détachez le **curseur** qui se trouve à l'extrémité de la couverture arrière du cahier.

2. Servez-vous du curseur pour masquer le bloc-réponses jusqu'à ce que vous ayez inscrit vos réponses.

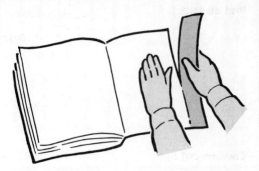

3. Pour **vérifier** les réponses, **glissez le curseur vers le côté**, jusqu'à l'extrémité du bloc-réponses. Vous découvrirez ainsi la (les) bonne(s) réponse(s).

4. Si vous avez donnez une mauvaise réponse, relisez la question, biffez la mauvaise réponse et inscrivez la bonne.

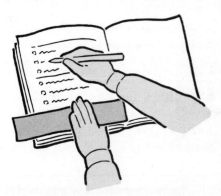

5. Si vous ne pouvez pas répondre à la question, regardez ce qui est écrit dans le bloc-réponses, inscrivez la bonne réponse à l'endroit approprié et lisez la question de nouveau.

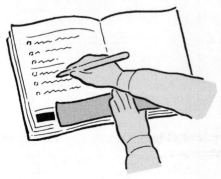

Quatre types de questions sont utilisés dans le cahier d'activités afin de consolider votre apprentissage.

Questions à choix multiples :

Complétez la phrase ci-dessous en cochant ☑ l'énoncé qui convient.

L'objectif des premiers soins en cas de plaie ouverte mineure est de :

☐ A. prévenir l'irritation.

☐ B. diriger la victime vers des secours médicaux.

☐ C. contrôler l'hémorragie et prévenir l'infection.

☐ D. vérifier la région autour de la plaie.

Remarque : Il peut y avoir plus d'une bonne réponse à une question à choix multiples.

C

Vrai ou faux :

Répondez vrai (**V**) ou faux (**F**) à chacun des énoncés suivants.

☐ A. Il est plus difficile d'arrêter un giclement de sang qu'un écoulement de sang.

☐ B. Quelle que soit la source hémorragique, un saignement a toujours le même aspect.

A.V B.F

Classement :

Numérotez-les gestes de premiers soins suivants selon l'ordre d'exécution qui convient.

☐ A. Envoyer chercher des secours médicaux.

☐ B. Évaluer la faculté de réponse.

A.2 B.1

Association :

Associez chacune des situations à la mesure préventive appropriée.

Mesures préventives   **Situations**

☐ A. Une fillette avale à pleine gorge une boisson gazeuse en mastiquant un hamburger.

1. Éviter de se livrer à d'autres activités en mangeant.

2. Éviter de boire et de manger en même temps.

☐ B. Un homme mord dans un sandwich tout en conduisant sa voiture.

A.2 B.1

Exercices dirigés par l'instructeur :

Les **exercices dirigés par l'instructeur** vous donnent l'occasion de discuter de notions-clés et d'en élaborer de nouvelles avec le concours de votre instructeur. Celui-ci vous fournit l'information nécessaire afin que vous puissiez remplir les espace en blanc. Si vous devez faire les exercices du cahier d'activités à la maison, vous trouverez les réponses aux exercices dirigés par l'instructeur à l'addenda B.

Exercices dirigés par l'instructeur

A. Bon échange respiratoire	**B. Mauvais échange respiratoire**	**C. Aucun échange respiratoire**
A1. La personne _____ parler.	B1. La personne _____ parler.	C1. La personne _____ parler.
A2. Le teint est _____ .	B2. Le teint est _____ .	C2. Le teint est _____ .
A1. peut	B1. ne peut pas	C1. ne peut pas
A2. rougeâtre	B2. bleuâtre	C2. bleuâtre

EXERCICE 1

LA PRISE EN CHARGE D'UNE SITUATION D'URGENCE

Introduction au secourisme

1

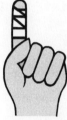

Symbole du secourisme

Qu'est-ce que le secourisme?

Pratiquer le secourisme, c'est porter secours au blessé ou à la personne soudainement malade, en utilisant le matériel à sa disposition.

Les objectifs du secourisme sont :

◆ de maintenir le blessé ou le malade en vie;

◆ d'empêcher son état de s'aggraver;

◆ de favoriser son rétablissement.

Qu'est-ce qu'un secouriste?

Un **secouriste** est une personne qui prend une situation d'urgence en main et qui donne les premiers soins.

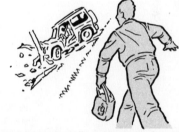

Secouriste muni d'une trousse de premiers soins se dirigeant vers le lieu d'une urgence

Pourquoi les premiers soins sont important :

◆ afin de reconnaitre une urgence et d'appeler les secours rapidement;

◆ vous pouvez garder quelqu'un en vie en prodiguant les premiers soins;

◆ les blessures ont une meilleure chance de guérir en prodiguant les premiers soins d'une façon sûre et appropriée.

2

Que pouvez-vous faire en tant que secouriste?

Vous pouvez prêter assistance à une personne qui a besoin de secours. Chaque fois que vous portez secours à une personne se trouvant dans une situation d'urgence vous devez observer les **principes du bon Samaritain :**

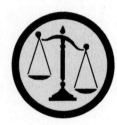

- ◆ **agissez en toute bonne foi** et offrez votre aide;
- ◆ **indiquez que vous êtes** un secouriste;
- ◆ **obtenez la permission** (consentement) de la victime de lui donner les premiers soins avant de la toucher. Usez de bon sens et tenez compte de l'âge et de l'état de la victime;
- ◆ **agissez avec le consentement tacite** de la victime. Si la victime **est incapable de vous répondre**, vous pouvez lui prodiguer les premiers soins. Il y a consentement tacite lorsque la victime est inconsciente.
- ◆ **agissez de façon raisonnable et prudente** selon votre niveau de compétence. Sauf disposition limitative d'une loi provinciale, les soins prodigués à la victime seront comparés à la conduite que tiendrait une personne raisonnable possédant des connaissances théoriques et pratiques comparables à celles du secouriste;
- ◆ **n'abandonnez (ne laissez) pas la victime** une fois qu'elle a accepté votre aide.
- ◆ **restez à ses côtés jusqu'à ce que :**
  - Les secours médicaux prennent la relève
  - un autre secouriste prend la relève
  - elle ne désire plus recevoir votre aide. Habituellement, lorsque la situation n'est plus urgente et que les soins ne sont plus nécessaires.

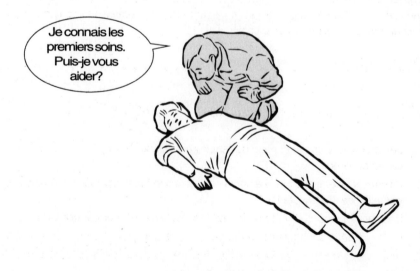

Indiquer que l'on est secouriste

3

Que sont les secours médicaux?

Les secours médicaux sont les traitements administrés par un médecin, ou sous sa direction, sur les lieux d'une urgence, en route vers un centre médical ou dans un tel établissement.

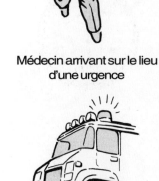

Médecin arrivant sur le lieu d'une urgence

Qu'est-ce qu'une victime?

Une victime est une personne blessée ou qui est soudainement malade.

Lignes directrices relatives à l'âge de la victime

Au regard des techniques de secourisme et de RCR, une victime est :

◆ **un adulte –** quand elle est âgée de huit ans ou plus;

◆ **un enfant –** quand elle est âgée d'un an à huit ans;

◆ **un bébé –** quand elle est âgée de moins d'un an.

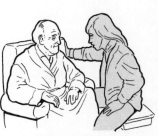

Ambulance

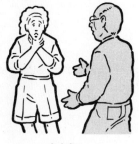

Adulte

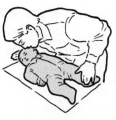

Enfant

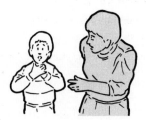

Bébé

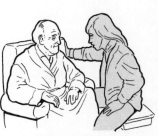

Secouriste aux côtés d'une victime

Ces **lignes directrices** et votre **bon sens** devraient vous dicter la technique de secourisme ou de RCR à utiliser. Il est important que vous preniez en considération la taille de la victime avant d'exercer votre choix.

4

Répondez vrai (**V**) ou faux (**F**) à chacun des énoncés suivants.

☐ A. Les premiers soins ont valeur de "secours médicaux" lorsque vous avez suivi un cours de secourisme.

☐ B. Un ambulancier est habilité à donner des soins médicaux puisqu'il travaille sous la surveillance d'un médecin.

☐ C. Une personne qui s'étouffe et qui est incapable de respirer est une victime.

☐ D. Le terme bébé désigne un nourrisson de moins d'un an.

☐ E. Vous devez traiter un enfant de neuf ans, très petit et délicat, comme un adulte lorsque vous agissez comme secouriste.

A.F B.V C.V D.V E.F

Précautions universelles en secourisme

. . . .

5

Certaines personnes ont peur de donner les premiers soins parce qu'elles croient qu'en ce faisant elles vont attraper une maladie. Le risque de transmission d'une infection **grave** d'une victime à un secouriste lors de l'administration des premiers soins est faible. Vous pouvez minimiser ce risque et donner les premiers soins en toute sécurité en prenant les **précautions universelles** suivantes. Certains facteurs désagréables telles les vomissures, l'incontinences, le sang et les odeurs peuvent être évités en utilisant les mécanismes de barrière efficace.

◆ **Lavez-vous les mains** à l'eau et au savon immédiatement après être entré en contact avec la victime.

◆ **Portez des gants de vinyle ou de latex** chaque fois que vous risquez de toucher le sang, les liquides organiques, les plaies ouvertes, ou autres lésions cutanées, de la victime.

◆ **Manipulez** les objets tranchants avec grande prudence.

◆ **Minimisez** le contact entre la bouche de la victime et la vôtre lors de la respiration artificielle en utilisant un **masque** ou un **écran protecteur** conçu pour prévenir la transmission de maladies.

Un **masque** ou un **écran protecteur** doit :

◆ être muni d'une **soupape unidirectionnelle**;

◆ être **jetable** ou pourvu d'une soupape **à usage unique**;

◆ être rangé dans un endroit **facilement accessible**.

Suivez les directives du fabricant concernant l'utilisation, l'entretien et la mise au rebut d'un masque et d'un écran protecteur.

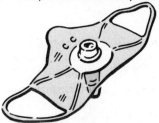

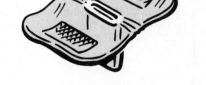

Un **masque** ou un **écran protecteur** muni d'une **soupape unidirectionnelle**

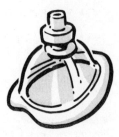

Masque

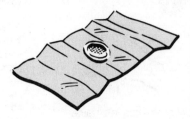

Écran protecteur

Soyez prêt. Assurez-vous que votre trousse de secourisme est doté de gants et d'un masque ou écran protecteur.

Comment enlever des gants

6

Des gants qui ont servi sont contaminés et peuvent propager l'infection. Enlevez-les en évitant d'en toucher l'extérieur. Pour ce faire, suivez la méthode présentée ci-après.

1 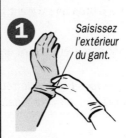 *Saisissez l'extérieur du gant.*

Saisissez la manchette d'un gant.

2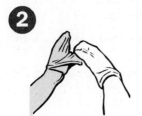

Tirez la manchette vers les doigts de la main de façon à retourner le gant.

3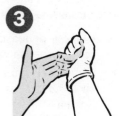

Utilisez la paume de l'autre main pour tenir le gant qui se détache des doigts de la main.

4 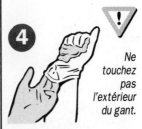 *Ne touchez pas l'extérieur du gant.*

Glissez vos doigts sous la manchette de l'autre gant.

5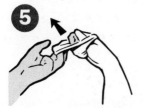

Tirez la manchette vers les doigts, la faisant passer par-dessus le premier gant.

6 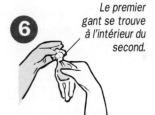 *Le premier gant se trouve à l'intérieur du second.*

Faites un nœud à l'extrémité supérieure du gant extérieur et jetez le tout correctement – voir ci-dessous.

7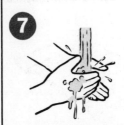

Lavez-vous les mains à l'eau et au savon aussitôt que possible.

Gants déchirés

Si les gants se déchirent pendant que vous donnez les premiers soins, enlevez-les immédiatement. Lavez-vous les mains, si possible, et enfilez une nouvelle paire de gants.

Mise au rebut correcte

Jetez les gants qui ont servi dans un sac de plastique fermé hermétiquement et mettez-le avec les autres ordures ménagères.

Consultez votre instructeur au sujet des règlements particuliers dans votre localité.

Principes de la prise en charge d'une situation d'urgence (PCSU)

7

Examen des lieux

Prise en charge d'une situation d'urgence (PCSU) désigne la séquence d'intervention que l'on doit suivre sur les lieux d'une urgence pour assurer l'administration de premiers soins sûrs et appropriés.

La **PCSU** comporte quatre étapes :

l'examen des lieux

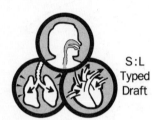

S:L
Typed
Draft

Examen primaire

◆ Prenez la situation en main et :

- évaluez les dangers afin de rendre les lieux sûrs
- déterminez les circonstances de l'incident, le nombres de victimes et le mécanisme causal des blessures
- évaluez la faculté de réponse de la victime.

◆ En cas de problèmes, envoyez chercher des secours médicaux ou allez-y vous-même.

l'examen primaire

◆ Décelez les troubles mettant en danger la vie de la victime

- voies respiratoires
- respiration
- circulation

l'examen secondaire

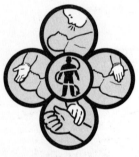

Examen secondaire

◆ Receuillir tous les informations importants concernant :

- l'histoire médicale de la victime
- ses signes vitaux
- décelez des blessures d'ordre secondaire en procédant a l'examen de la tête au pieds

◆ Cette étape n'est pas nécessaire si les premiers soins, pour les troubles mettant en danger la vie de la victime, ont été prodigés et que les secours médicaux sont en route.

les soins continus de la victime

Soin continu de la victime

◆ Assurez le confort de la victime et surveillez sa condition afin d'assurer :

- que les voies respiratoires d'une victime inconsciente demeurent ouvertes
- que sa respiration demeure efficace
- donnez les premiers soins, au niveau de la circulation, pour l'état de choc

◆ Donnez un compte-rendu de l'incident à la personne qui prend la relève

La prise en charge d'une situation d'urgence commence par un examen des lieux et se termine lorsque les secours médicaux prennent la relève.

Examen des lieux

8

Examen des lieux

L'ordre des étapes de l'examen des lieux peut varier parfois mais, en règle générale, la séquence d'intervention est la suivante :

prenez la situation en main. Si vous soupçonnez la présence de blessures à la tête ou à la colonne vertébrale, dites à la victime de ne pas bouger;

appelez à l'aide pour attirer l'attention des passants;

- évaluez les dangers et rendez les lieux sûrs pour votre propre sécurité ainsi que celle des autres;

déterminez
- le nombre de victimes,
- les circonstances de l'incident et le mécanisme causal de chaque blessure;

Information importante lorsque l'on essaie de déterminer le mécanisme causal d'une blessure :

- le type de force
- la victime a fait une chute de quelle hauteur
- la vitesse du véhicule lorsque l'accident s'est produit
- la région du corps

Plus grande est la force, la hauteur ou la vitesse, plus grands sont les risques que les blessures subies menacent la vie. Si vous soupçonnez la présence de blessures à la tête ou à la colonne vertébrale.

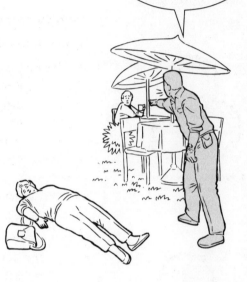

Ne bougez pas, je pourrais avoir besoin de votre aide!

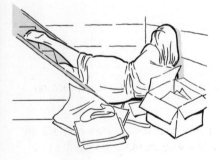

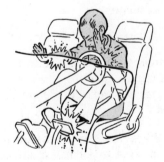

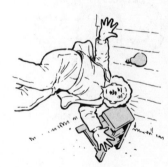

identifiez-vous comme secouriste:

offrez votre aide
obtenez le consentement de la victime;

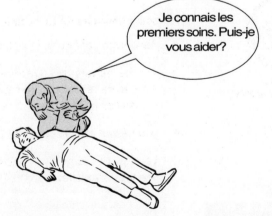

Je connais les premiers soins. Puis-je vous aider?

Examen des lieux (Continue)

• •

8

Si vous soupçonnez la présence de blessures à la tête ou à la colonne vertébrale, ne bougez pas la victime. De vos mains, soutenez sa tête et son cou et maintenez-les immobiles;

Évaluez la faculté de réponse de la victime.

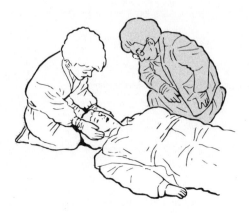

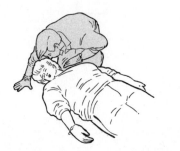 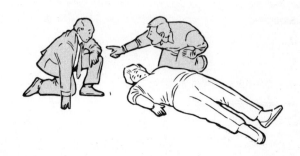

Afin que vous soyez mieux en mesure de décider de l'urgence ou si la victme ne réagit pas, envoyez chercher des secours

• •

9

Répondez vrai (**V**) ou faux (**F**) à chacun des énoncés suivants.

- ☐ A. En approchant des lieux d'une urgence, vous devez d'abord prendre la situation en main et essayez d'obtenir l'aide de quelqu'un.
- ☐ B. Sur les lieux d'un accident de voiture, vous donnez les premiers soins sans vous soucier des dangers que présentent les lieux pour vous et la victime.
- ☐ C. Afin de donner les premiers soins appropriés, vous devez vérifier combien il y a de victimes et la gravité des blessures.
- ☐ D. Avant de toucher un blessé, vous devez vous nommer et lui offrir votre aide.
- ☐ E. Si vous croyez que la victime a subi des blessures au cou, dites-lui de ne pas bouger. Soutenez-lui la tête et le cou à l'aide de vos mains ou montrez à un passant comment faire.

10

Pour donner les premiers soins qui conviennent à la victime, vous devez en savoir le plus possible sur la blessure ou la maladie dont elle souffre. Les renseignements dont vous avez besoin sont de trois types :

◆ les circonstances de l'incident ou les antécédents de la maladie
◆ les signes et
◆ les symptômes

Qu'est-il arrivé?

Circonstances/antécédents :

◆ **Demandez** à la victime consciente ce qui est arrivé.
◆ **Demandez** aux personnes présentes ce qui est arrivé.
◆ **Examinez** les lieux.

Signes :

Les signes sont les indications de maladie ou de blessure que vous pouvez **observer, entendre ou sentir** (toucher et odorat).

Qu'est-ce que je vois, j'entends et je sens?

◆ **Observez** la victime.
◆ **Cherchez** tout indice de maladie ou de blessure.

Symptômes :

Les symptômes désignent les **sensations ressenties par la victime** et décrites parfois par cette dernière.

Comment vous sentez-vous?

◆ **Demandez** à la victime consciente ce qu'elle ressent.
◆ **Écoutez** ce qu'elle dit.

11

Déterminez si les renseignements de chaque énoncé entrent dans la catégorie des circonstances/antécédents, des signes ou des symptômes.

Circonstances/antécédents ☐1   Signes ☐2   Symptômes ☐3

☐ A. Une victime vous indique qu'elle a froid.
☐ B. Du sang traverse la manche d'une victime.
☐ C. La peau d'une victime est froide et moite au toucher.
☐ D. Un homme vous dit qu'il a glissé sur une plaque de glace.
☐ E. Un jeune garçon vous dit qu'il ne se sent pas bien.
☐ F. Vous apercevez un contenant de somnifères vide près d'une personne inconsciente.

A.3 B.2 C.2 D.1 E.3 F.1

Examen primaire

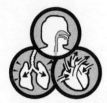

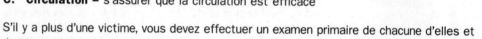

12

L'examen primaire est la première étape visant à déceler des troubles mettant en danger la vie de la victime et à donner les premiers soins appropriés.

Au cours de l'examen primaire, vous vérifiez les points ABC selon **l'ordre de priorité des premiers soins** suivant :

A. Voies respiratoires – s'assurer que les voies respiratoires sont dégagées

B. Respiration – s'assurer que la respiration est efficace

C. Circulation – s'assurer que la circulation est efficace

S'il y a plus d'une victime, vous devez effectuer un examen primaire de chacune d'elles et donner seulement les premiers soins pour les troubles qui menacent la vie.

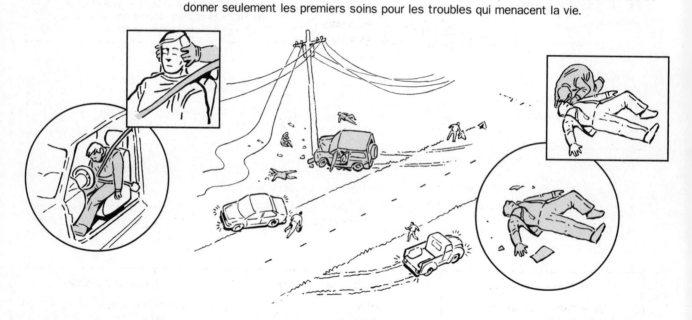

13

Complétez les phrases ci-dessous en cochant ☑ les énoncés qui conviennent.

L'examen primaire a pour objet :

☐ A. de déceler toutes les blessures.

☐ B. de déceler tous les troubles qui mettent la vie de la victime en danger.

☐ C. de traiter toutes les blessures.

Parmi les troubles qui constituent une menace immédiate pour la vie de la victime, on compte :

☐ D. l'obstruction des voies respiratoires.

☐ E. l'hémorragie interne grave.

☐ F. la fracture du bras.

☐ G. l'arrêt respiratoire.

Étapes de l'examen primaire

14

Dans la mesure du possible, vous devez exécuter les étapes de l'examen primaire de la victime **dans la position dans laquelle vous l'avez trouvée.**

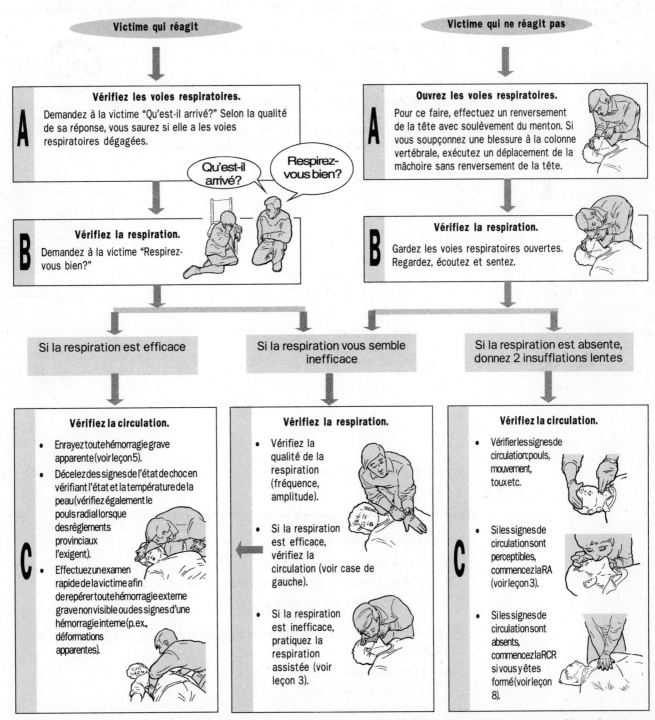

Victime qui réagit	Victime qui ne réagit pas
A — **Vérifiez les voies respiratoires.** Demandez à la victime "Qu'est-il arrivé?" Selon la qualité de sa réponse, vous saurez si elle a les voies respiratoires dégagées.	**A** — **Ouvrez les voies respiratoires.** Pour ce faire, effectuez un renversement de la tête avec soulèvement du menton. Si vous soupçonnez une blessure à la colonne vertébrale, exécutez un déplacement de la mâchoire sans renversement de la tête.
B — **Vérifiez la respiration.** Demandez à la victime "Respirez-vous bien?"	**B** — **Vérifiez la respiration.** Gardez les voies respiratoires ouvertes. Regardez, écoutez et sentez.

Qu'est-il arrivé?

Respirez-vous bien?

Si la respiration est efficace	Si la respiration vous semble inefficace	Si la respiration est absente, donnez 2 insufflations lentes
C — **Vérifiez la circulation.** • Enrayez toute hémorragie grave apparente (voir leçon 5). • Décelez des signes de l'état de choc en vérifiant l'état et la température de la peau (vérifiez également le pouls radial lorsque des règlements provinciaux l'exigent). • Effectuez un examen rapide de la victime afin de repérer toute hémorragie externe grave non visible ou des signes d'une hémorragie interne (p. ex., déformations apparentes).	**Vérifiez la respiration.** • Vérifiez la qualité de la respiration (fréquence, amplitude). • Si la respiration est efficace, vérifiez la circulation (voir case de gauche). • Si la respiration est inefficace, pratiquez la respiration assistée (voir leçon 3).	**C** — **Vérifiez la circulation.** • Vérifier les signes de circulation: pouls, mouvement, toux etc. • Si les signes de circulation sont perceptibles, commencez la RA (voir leçon 3). • Si les signes de circulation sont absents, commencez la RCR si vous y êtes formé (voir leçon 8).

Lorsque vous vérifiez les points ABC, donnez les premiers soins aussitôt que vous découvrez un trouble qui met en danger la vie de la victime. Si vous repérez toute déformation, soutenez et maintenez immobile la partie blessée à l'aide de vos mains jusqu'à ce que les secours médicaux prennent la relève.

15

Vous avez terminé votre examen des lieux. Le mécanisme causal de la blessure ne vous laisse pas croire en la présence d'une blessure à la colonne vertébrale. Vous savez que la victime ne réagit pas. Cela signifie donc que vous avez le consentement de lui prêter assistance. Vous devez maintenant effectuer un examen primaire de la victime en vue de repérer toute blessure qui pourrait mettre sa vie en danger.

Les gestes de secourisme **selon l'ordre de priorité sont :**

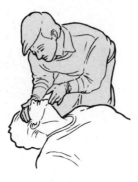

A. Ouvrir les voies respiratoires.

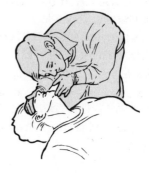

B. Vérifier la respiration.

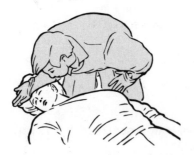

C. Toucher la peau. Est-elle sèche, humide, froide ou chaude?

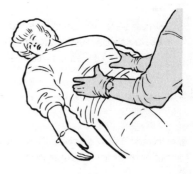

D. Vérifier rapidement si la victime n'a pas d'autres blessures qui pourraient mettre sa vie en danger.

Soin continu du sujet

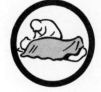

16

Une fois les soins d'urgence administrés, veillez à ce que **l'état général de la victime ne se détériore pas jusqu'à ce que les secours médicaux prennent la relève**.

◆ Montrez à un passant comment soutenir de ses mains la tête et le cou de la victime si vous soupçonnez la présence de blessures à la tête ou à la colonne vertébrale.

◆ Continuez de soutenir et de maintenir immobiles les membres blessés, s'il y a lieu.

◆ Donnez les premiers soins pour l'état de choc :
  ❖ rassurez souvent la victime;
  ❖ desserrez les vêtements trop ajustés;
  ❖ mettez la victime dans la meilleure position possible selon l'état de cette dernière;
  ❖ couvrez la victime pour conserver sa chaleur corporelle.

◆ Surveillez l'état de la victime (ABC) et notez toute modification.

◆ Ne donnez rien par la bouche.

◆ Notez l'état de la victime ainsi que les modifications survenues pendant la période de soins et indiquez aussi les premiers soins administrés.

◆ Mettez les effets personnels de la victime en lieu sûr.

◆ Ne quittez pas la victime jusqu'à ce que les secours médicaux prennent la relève.

◆ Confiez la victime aux secours médicaux et donnez-leur un compte rendu des circonstances de l'incident, de l'état de la victime et des premiers soins qui lui ont été prodigués.

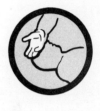

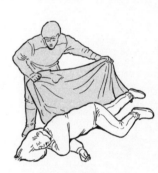

Position pour l'état de choc

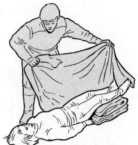

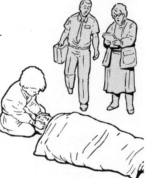

Soutenir la tête et le cou

Position latérale de sécurité

17

L'ambulance doit bientôt arriver. Quels gestes devez-vous poser envers une victime consciente après lui avoir donné les soins d'urgence?

☐ A. Placer une couverture au-dessus et au-dessous de la victime pour conserver sa chaleur corporelle.

☐ B. Vérifier fréquemment la température et l'état de la peau de la victime.

☐ C. Soutenir des mains les membres blessés.

☐ D. Laisser la victime seule et ne pas surveiller son état.

☐ E. Faire un compte rendu au personnel médical de l'état de la victime et des soins qui lui ont été donnés.

☐ F. S'assurer que la victime ne perd pas d'objets de valeur.

A B C E F

Remarques

. . . .

L'ÉTAT DE CHOC, LE SUJET INCONSCIENT ET L'ÉVANOUIS.

1

L'**état de choc** résulte d'une **défaillance de la circulation** vers certaines parties de l'organisme. Le cerveau et d'autres organes vitaux se trouvent ainsi privés d'oxygène. L'apparition de l'état de choc peut être **graduelle ou rapide**, et le choc peut accompagner toute blessure ou maladie.

L'état de choc peut mettre en danger la vie du sujet. Il importe donc de savoir repérer ce trouble et de le traiter immédiatement.

Causes courantes de l'état de choc grave	
Cause de l'état de choc	**Comment cela affecte la circulation**
◆ difficultés respiratoires (respiration inefficace ou absente)	apport insuffisant de sang oxygéné aux organes vitaux
◆ importante hémorragie externe ou interne, y compris fractures graves	flux sanguin insuffisant aux organes vitaux
◆ graves brûlures	perte de liquides entraînant une insuffisance de sang dans les vaisseaux sanguins
◆ blessures à la moelle épinière	incapacité du système nerveux de régler le calibre des vaisseaux sanguins
◆ crise cardiaque	cœur trop faible pour pomper le sang de façon adéquate
◆ urgences médicales, p. ex., diabète, allergies, empoisonnement	peuvent affecter les fonctions respiratoire, cardiaque et nerveuse

Signes et symptômes de l'état de choc

● ●

2

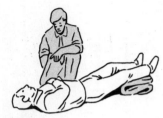

Les **signes** et **symptômes** de l'état de choc ne sont pas toujours immédiatement perceptibles, mais peuvent se manifester à mesure que l'état de choc s'aggrave.

Signes :

◆ agitation

◆ degré de conscience diminué

◆ pâleur au début, puis coloration gris bleu de la peau

◆ coloration bleuâtre ou violacée des lèvres, de la langue, du lobe de l'oreille et des ongles*

◆ peau froide et moite

◆ sueurs abondantes

◆ vomissements

◆ respiration superficielle et irrégulière; peut être rapide et haletante

◆ pouls faible et rapide (pouls radial peut être absent à un stade ultérieur)

* **Remarque :** Si la victime a la peau de couleur foncée, l'intérieur des lèvres, la bouche, la langue et le lit de l'ongle seront bleus; la peau autour du nez et de la bouche sera grise.

Symptômes :

◆ angoisse et impression d'une fin imminente

◆ confusion et étourdissement

◆ grande soif

◆ nausées

◆ faiblesse

◆ douleur

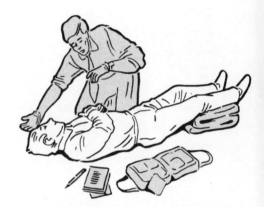

Vérifier l'état de la peau

● ●

3

Complétez la phrase ci-dessous en cochant ☑, parmi les énoncés suivants, le choix qui convient (choix 1 ou choix 2).

D'habitude, lorsqu'une personne est en état de choc ...

		Choix 1	**Choix 2**
A.	sa peau est	☐ blanche	☐ rougeâtre
B.	sa peau est	☐ sèche	☐ moite
C.	sa peau est	☐ chaude	☐ froide
D.	sa respiration est	☐ rapide	☐ lente
E.	son pouls est	☐ rapide	☐ lent
F.	elle est	☐ calme	☐ agitée
G.	elle a	☐ soif	☐ faim

A.1 B.2 C.2 D.1 E.1 F.2 G.1

Premiers soins pour l'état de choc

4

Pour prévenir l'aggravation de l'état de choc, il faut :

- **administrer des premiers soins rapides et efficaces selon la blessure ou la maladie qui engendre l'état de choc;**
- rassurer souvent la victime;
- desserrer les vêtements trop ajustés au cou, à la poitrine et à la taille;
- placer la victime dans la position qui convient le mieux à son état;
- couvrir la victime afin de conserver sa chaleur corporelle;
- placer une couverture sous la victime, si possible. Éviter tout mouvement qui pourrait aggraver les blessures;
- ne rien lui donner par la bouche;
- lui humecter les lèvres seulement si elle a soif;
- surveiller l'état de la victime (points ABC) et noter tout changement;
- poursuivre les soins jusqu'à ce que les secours médicaux prennent la relève.

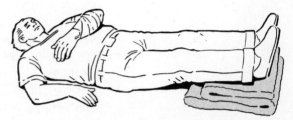

Position pour l'état de choc—les pieds et les jambes surélevés d'environ 30 cm

Victime consciente

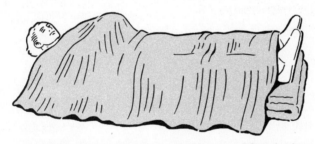

Victime recouverte dans la position pour l'état de choc

5

Une personne consciente a une grande entaille à l'avant-bras. Elle a la peau froide et moite et les lèvres et le lobe des oreilles bleuâtres. Lesquels des gestes de premiers soins suivants devez-vous poser pour prévenir l'aggravation de l'état de choc?

- [ ] A. Traiter immédiatement la plaie.
- [ ] B. Placer la victime en position latérale de sécurité.
- [ ] C. Placer des couvertures au-dessus et au-dessous de la victime afin de la garder au chaud.
- [ ] D. Donner de l'eau à la victime puisqu'elle se plaint d'avoir très soif.
- [ ] E. Frotter vigoureusement les membres de la victime afin d'améliorer sa circulation.
- [ ] F. Éviter de causer plus d'inconfort à la victime.

A C F

Mise en position du sujet en état de choc

6

La **position** dans laquelle vous placerez le sujet **dépend de l'état de celui-ci.** Vous devez toujours tenir compte du confort du sujet lorsque vous choisissez une position.

◆ Pour prévenir une aggravation des blessures, soutenez et maintenez immobile la victime chez qui vous soupçonnez une blessure à la tête ou à la colonne vertébrale dans la :

◆ Pour faciliter la respiration, placez la victime qui éprouve des difficultés respiratoires, lors d'une crise cardiaque ou d'une crise d'asthme par exemple, en :

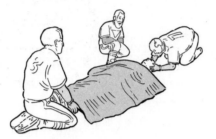

Position dans laquelle vous l'avez trouvée

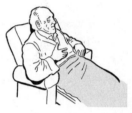

Position semi-assise

◆ Pour maintenir les voies respiratoires ouvertes, placez la victime qui ne réagit pas en :

◆ Pour améliorer la circulation sanguine vers les organes vitaux, placez la victime consciente en :

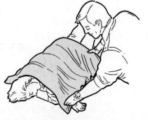

Position latérale de sécurité

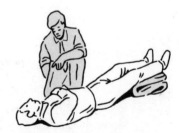

Position pour l'état de choc

Premiers soins pour l'état de choc – révision

7

Votre ami travaille seul dans un atelier de menuiserie. La tronçonneuse lui glisse des mains et lui inflige une grande entaille à l'avant-bras. La plaie saigne abondamment et votre ami a le teint pâle et est en sueur lorsque vous arrivez sur les lieux de l'incident.

Les gestes de premiers soins visant à prévenir l'aggravation de l'état de choc **selon l'ordre d'exécution sont :**

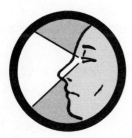

A. Effectuer un examen des lieux.

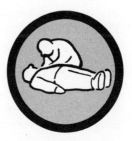

B. Vérifier les voies respiratoires en demandant : "Où avez-vous mal?"

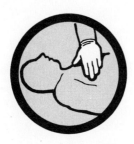

C. Vérifier la respiration en demandant : "Respirez-vous bien?"

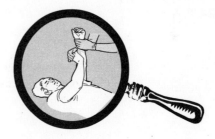

D. Mettre la blessure à découvert et réprimer l'hémorragie grave.

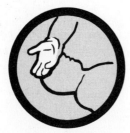

E. Vérifier l'état et la température de la peau et effectuer un examen rapide de la victime.

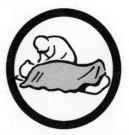

F. Poursuivre les soins.

La perte de conscience

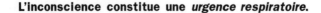

8

Lorsque vous évaluez l'état d'une victime et découvrez qu'elle ne réagit pas, vous devez immédiatement :

◆ envoyer quelqu'un chercher des secours médicaux ou y aller vous-même.

Vous devez considérer la victime comme inconsciente si elle ne réagit toujours pas à aucun stimulus.

L'inconscience indique la présence d'un trouble d'ordre médical grave. Plusieurs blessures et maladies se compliquent d'une perte de conscience, par exemple lors d'une blessure à la tête, d'une urgence respiratoire, d'une crise cardiaque, d'un empoisonnement, de l'état de choc ou d'un évanouissement.

L'inconscience constitue une *urgence respiratoire*.

Si une personne inconsciente est allongée sur le dos, ses voies respiratoires peuvent être obstruées par la langue qui tombe dans l'arrière-gorge ou des sécrétions qui s'écoulent dans les voies respiratoires. Vous devez *en premier lieu* assurer une respiration adéquate.

◆ Regardez, écoutez et sentez contre votre joue si la victime respire.
◆ **Vérifiez souvent la respiration.**
◆ Si la victime cesse de respirer, commencez immédiatement la respiration artificielle.

Premiers soins en cas d'inconscience (lorsque les secours médicaux sont en route)

◆ Effectuez un examen primaire.
◆ Donnez les premiers soins pour les urgences vitales.
◆ Desserrez les vêtements trop ajustés.
◆ Placez la victime en position latérale de sécurité, si les blessures le permettent.
◆ Poursuivez les soins jusqu'à ce que les secours médicaux prennent la relève.

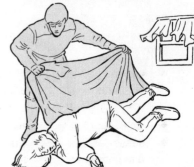

Position latérale de sécurité

Toute fluctuation du degré de conscience doit être observée et notée. Ces changements doivent être signalés au personnel médical à son arrivée.

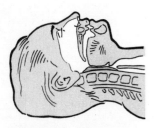

Langue obstruant les voies respiratoires

Sécrétions obstruant les voies respiratoires

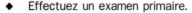

9

Une femme s'affaisse dans un centre commercial. Vous concluez qu'elle est inconsciente puisqu'elle ne réagit pas à votre voix et aux tapes que vous lui donnez sur l'épaule. Numérotez les gestes suivants selon l'ordre des priorités.

☐ A. Demander à un passant d'aller appeler l'ambulance.

☐ B. Donner les premiers soins pour les troubles qui mettent en danger la vie de la victime.

☐ C. Desserrer le collet et la ceinture de la victime.

☐ D. Effectuer un examen primaire.

☐ E. Mettre la victime en position latérale de sécurité, si les blessures le permettent.

A.1 B.3 C.4 D.2 E.5

L'évanouissement

10

L'évanouissement se dit d'une courte perte de conscience provoquée par une **insuffisance temporaire d'oxygène au cerveau.**

L'évanouissement peut être le fait :

◆ de la fatigue, de la faim ou d'un manque d'air frais;

◆ de la peur ou de l'anxiété;

◆ d'une période prolongée en position assise ou debout;

◆ d'une douleur, d'une blessure ou d'une maladie grave.

Les signes et symptômes suivants peuvent vous indiquer qu'une personne est sur le point de s'évanouir :

◆ pâleur et sueurs;

◆ nausées et étourdissements.

Premiers soins à administrer à la personne qui se sent au bord de l'évanouissement

Agissez rapidement (vous pourrez peut-être empêcher qu'elle ne s'évanouisse) :

◆ allongez la victime, les jambes et les pieds surélevés d'environ 30 cm (position pour l'état de choc);

◆ faites-lui respirer de l'air frais;

◆ desserrez ses vêtements au cou, à la poitrine et à la taille.

Si vous ne pouvez pas allonger la victime :

◆ faites asseoir la victime, la tête et les épaules penchées en avant.

Premiers soins à administrer à la personne qui s'est évanouie

La victime d'un évanouissement perd connaissance temporairement. Les premiers soins sont les mêmes que pour la personne qui se sent au bord de l'évanouissement (voir ci-contre).

Lorsque la victime reprend connaissance :

◆ mettez-la à l'aise;

◆ laissez-la étendue pendant 10 à 15 minutes.

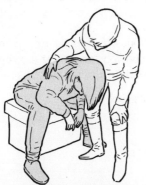

Position assise

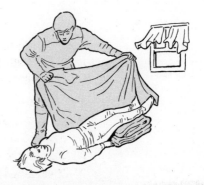

Position pour l'état de choc

Remarques

. . . .

LA RESPIRATION ARTIFICIELLE – SUJET ADULTE

Introduction aux urgences respiratoires

1

L'air est essentiel à la vie!

La **respiration** est le mouvement de l'air qui pénètre dans les poumons et en sort.

Le **système respiratoire** permet aux poumons d'aspirer l'air et de le rejeter. Il comprend :

◆ les voies respiratoires;

◆ les poumons et

◆ le diaphragme.

L'air parvient aux poumons en empruntant les **voies respiratoires**.

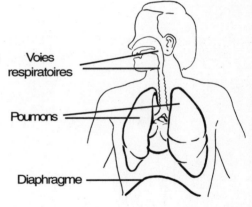

Voies respiratoires

Poumons

Diaphragme

La **respiration** est le phénomène d'échange entre l'oxygène (O_2) et le gaz carbonique (CO_2) dans l'organisme.

◆ L'air inhalé lors de l'inspiration contient 21% d'**oxygène** qui est nécessaire à l'homme pour vivre.

◆ L'air expulsé lors de l'expiration contient 5% du **gaz carbonique** qui est un produit d'élimination de l'organisme, mais contient aussi **16% d'oxygène.**

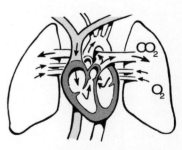

CO_2

O_2

Échange gazeux

Causes des urgences respiratoires

• •

2

Les causes des urgences respiratoires se
répertorient en **trois types**

1. manque d'oxygène dans l'air

◆ l'étouffement.

◆ quasi-noyade

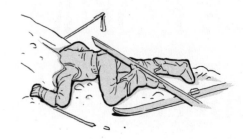

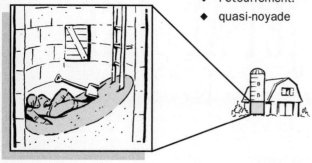

2. Le cœur et les poumons ne fonctionnent pas ensemble

◆ crise cardiaque

◆ blessures à la tête ou à la colonne vertébrale

◆ décharge électrique

◆ plaie à thorax ouvert

◆ empoisonnement, dose excessive de médicament

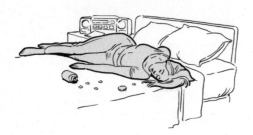

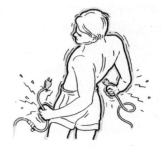

3. Les voies respiratoires sont obstruées, la personne s'étouffe

◆ obstruction des voies respiratoires

◆ réaction allergique, p. ex., asthme

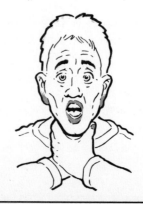

Signes des urgences respiratoires

● ●

3

Lorsque la respiration **cesse** ou est **inefficace**, l'organisme est privé d'oxygène. On parle alors d'urgence respiratoire.

Privé d'oxygène pendant plus de **quatre minutes**, le cerveau peut subir des lésions.

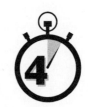

Vous devez intervenir immédiatement afin de rétablir la respiration ou d'aider la victime à respirer.

Sachez déceler des signes de l'urgence respiratoire :

Il y a **arrêt respiratoire** ...

◆ lorsque la poitrine ne se soulève pas et ne s'abaisse pas;

◆ lorsqu'on ne peut ni entendre ni sentir l'air s'échapper des poumons.

On reconnaît habituellement une respiration inefficace aux signes suivants ...

◆ respiration très lente ou superficielle, 10 inspirations ou moins par minute;

◆ respiration très rapide ou superficielle, environ 30 inspirations ou plus par minute;

◆ respiration laborieuse ou bruyante, halètement;

◆ transpiration;

◆ fatigue;

◆ couleur bleuâtre de la peau;

◆ diminution de l'état de conscience.

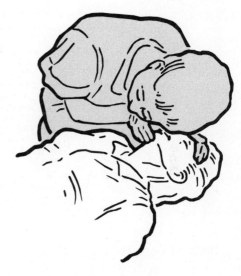

Vérifier la respiration

● ●

4

Lesquels des énoncés suivants peuvent indiquer une urgence respiratoire? Cochez ☑ les bons énoncés.

☐ A. La poitrine se dilate et se relâche avec aisance.

☐ B. Mouvement de la poitrine rapide et irrégulier.

☐ C. Aucun mouvement de la poitrine lorsque vous surveillez la respiration.

☐ D. Respiration régulière et silencieuse.

☐ E. Coloration bleutée des lèvres et du lobe des oreilles de la victime.

☐ F. Respiration qui demande un grand effort de la victime entraînant une grande fatigue chez elle.

B C E F

Respiration efficace

· ·

5

Une respiration efficace est habituellement ...

◆ sans douleur et sans effort;

◆ facile et calme;

◆ soutenue et régulière.

Pour évaluer **l'efficacité** de la respiration d'une victime, vous devez vérifier ...

◆ la fréquence respiratoire;

◆ l'amplitude respiratoire et la qualité de la respiration;

◆ la couleur de la peau.

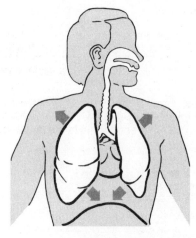

Inspiration —
dilatation des poumons

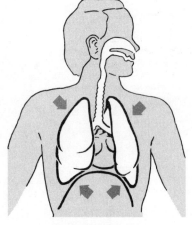

Expiration —
contraction des poumons

La fréquence respiratoire désigne :

◆ le nombre de cycles de respiration en une minute.

◆ La fréquence moyenne chez l'adulte en santé et au repos se situe entre **10 et 20 cycles à la minute**.

· ·

6

Répondez vrai (**V**) ou faux (**F**) à chacun des énoncés suivants.

☐ A. La fréquence respiratoire d'une personne qui a 14 cycles de respiration par minute est normale.

☐ B. L'inspiration et l'expiration doivent être régulières et sans douleur.

☐ C. La respiration d'une victime est adéquate lorsque vous observez des inspirations profondes et gargouillantes.

☐ D. Si vous soupçonnez que la respiration d'une victime est inefficace, comptez le nombre d'inspirations en une minute et vérifiez la couleur de la peau.

☐ E. Vous devez essayer immédiatement d'insuffler de l'air à la victime qui ne présente aucun signe d'échange respiratoire.

Premiers soins en cas d'urgences respiratoires

7

Lorsqu'une personne cesse de respirer, elle doit recevoir **immédiatement des premiers soins.**

◆ Vous devez faire pénétrer de l'air oxygéné dans les poumons de la victime.

◆ L'air que vous expirez contient **16% O$_2$ donc, assez d'oxygène pour maintenir en vie** une personne qui ne respire pas.

La meilleure façon de fournir de l'oxygène à la victime est de lui insuffler de l'air par la bouche. Cela est appelé la **méthode de respiration artificielle bouche-à-bouche (RA).**

On peut aussi insuffler de l'air dans le nez de la victime. C'est la **méthode de RA** dite du **bouche-à-nez**.

◆ Vous utilisez la méthode du bouche-à-nez lorsque ...

❖ vous ne pouvez pas ouvrir la bouche de la victime;

❖ la victime a des blessures à la bouche ou à la mâchoire;

❖ vous ne pouvez pas assurer un contact hermétique de votre bouche avec celle de la victime.

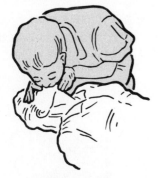

Méthode de RA
bouche-à-bouche

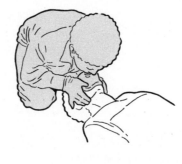

Méthode de RA
bouche-à-bouche avec écran

8

Cochez ☑ les énoncés qui conviennent concernant les premiers soins à donner à une victime qui ne respire pas.

☐ A. Vous pouvez maintenir une personne en vie en insufflant de l'air dans la bouche ou le nez de celle-ci.

☐ B. La méthode de RA bouche-à-bouche est la meilleure façon d'insuffler de l'air dans les poumons de la victime.

☐ C. Lorsque la victime a une fracture du menton, vous devez utiliser la méthode de RA bouche-à-bouche.

☐ D. En présence d'une victime qui a des plaies près des lèvres, vous devez opter pour la méthode de RA bouche-à-nez.

A B D

Méthode de RA bouche-à-nez

• •

9

Pour la méthode bouche-à-nez, l'on procède de la même manière que pour la méthode bouche-à-bouche, **mais en insufflant dans le nez de la victime**.

La technique est la suivante :

◆ **Renverser** la tête en arrière en utilisant la méthode du renversement de la tête avec soulèvement du menton.

◆ Avec le pouce, **fermer** la bouche du sujet.

◆ **Couvrir** de votre bouche le nez du sujet et insuffler.

◆ **Donner une insufflation et regarder** si la poitrine se soulève.

◆ **Ouvrir** la bouche du sujet entre les insufflations et enlever votre bouche du nez du sujet pour permettre à l'air de s'échapper.

◆ **Regarder, écouter et sentir** s'il y a des signes de la respiration.

Malgré que le bouche-à-masque permet les insufflations par le nez, il est bon de noter que certains écrans avec soupape unidirectionnelle ne permettront pas un sceau hermétique du nez acceptable à cette méthode.

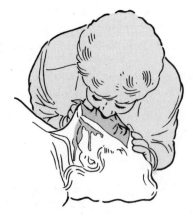

Bouche-à-nez

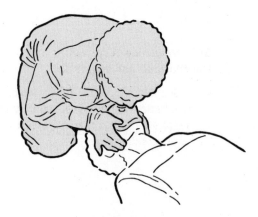

Bouche-à-nez avec masque

Respiration assistée

10

Vous serez peut-être appelé un jour à suppléer à la respiration d'une personne qui éprouve de sérieuses difficultés respiratoires.

La victime qui **réagit** s'opposera peut-être à ce que vous l'aidiez à respirer. Dans ce cas :

◆　**rassurez** la victime et **expliquez-lui** ce que vous essayez de faire et l'objet de votre action;

◆　n'essayez pas d'aider la victime à respirer si elle est peu coopérative.

La victime qui ne **réagit pas** et dont la respiration est inefficace ...

◆　a un besoin urgent d'aide.

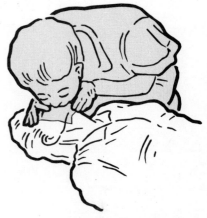

Bouche-à-bouche avec écran
(renversement de la tête avec soulèvement du menton)

Comment pratiquer la respiration assistée

La technique de la respiration assistée est la même que celle du bouche-à-bouche, sauf pour le minutage des insufflations.

Si la fréquence respiratoire est de moins de 10 inspirations par minute ...

◆　suivez les mouvements respiratoires de la victime en expirant lorsque celle-ci inspire. Donnez des insufflations additionnelles entre les inspirations de la victime à la fréquence d'une insufflation à toutes les 5 secondes.

Si la fréquence respiratoire est de plus de 30 insufflations par minute ...

◆　aidez à la respiration de la victime toutes les deux inspirations de manière à ralentir la fréquence respiratoire. Cela permettra à la victime de respirer plus efficacement.

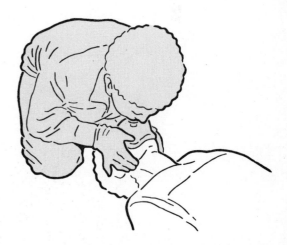

Bouche-à-bouche avec masque
(déplacement de la mâchoire en avant)

Distension stomacale et vomissement lors de la RA

· ·

11

La **distension stomacale** et le **vomissement** surviennent en général durant la RA lorsqu'il y a une **augmentation du volume d'air dans l'estomac**. Ce phénomène peut se produire quand ...

◆ les voies respiratoires ne sont pas ouvertes complètement;

◆ des insufflations données trop rapidement et avec trop de force font pénétrer de l'air dans l'estomac, rendant les insufflations inefficaces.

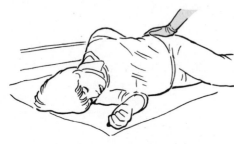

Distension stomacale

Pour réduire les risques de distension stomacale :

◆ assurez l'ouverture des voies respiratoires;

◆ donnez des insufflations lentes;

◆ insufflez juste assez d'air pour soulever la poitrine.

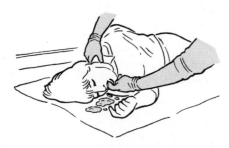

Vomissement

Si la victime est prise de vomissements durant la RA :

◆ tournez la victime sur le côté, la tête abaissée;

◆ essuyez rapidement la bouche de la victime pour enlever toute trace de vomissure;

◆ retournez la victime sur le dos;

◆ vérifiez à nouveau la respiration et le pouls;

◆ reprenez les insufflations.

Respiration artificielle – révision

12

Vous êtes témoin d'une quasi-noyade. La victime est étendue sur la plage, entourée de quelques personnes. Ce ne fut pas un incident de plongeon, et il n'y a aucun signe de blessures à la tête ou à la colonne vertébrale. Vous prenez la situation en main et appliquez les principes de la prise en charge d'une situation d'urgence.

Les premiers soins **selon l'ordre d'exécution sont:**

1. Évaluer la faculté de réponse.

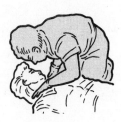

2. Envoyer un passant chercher des secours médicaux.

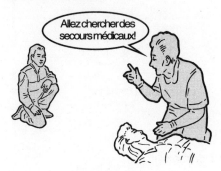

3. Ouvrir les voies respiratoires.

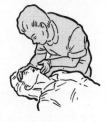

4. Vérifier la respiration.

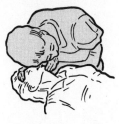

5. Donner deux insufflations lentes.

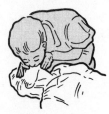

6. Vérifier les signes de circulation.

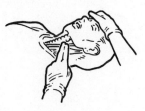

7. Poursuivre en donnant une insufflation toutes les cinq secondes.

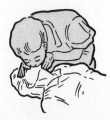

8. Vérifier la respiration et les signes de circulation après 1 minute.

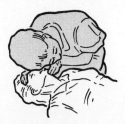

Remarques

· ·

L'ÉTOUFFEMENT-SUJET ADULTE

Signes de l'étouffement et premiers soins

1

On dit qu'une personne est en train d'étouffer lorsque ses voies respiratoires sont partiellement ou complètement obstruées et que l'apport d'air est réduit ou interrompu. Une personne qui est en proie à l'étouffement peut mourir si elle ne reçoit pas **immédiatement** les premiers soins appropriés.

La personne qui est en train d'étouffer peut souffrir d'une obstruction **partielle** ou **complète** des voies respiratoires.

Une obstruction **partielle** des voies respiratoires peut se traduire par :

◆ **un bon échange respiratoire;**

◆ **un mauvais échange respiratoire.**

Dans le cas d'une obstruction **complète** des voies respiratoires, il n'y a :

◆ aucun échange respiratoire.

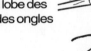

Décoloration des lèvres, du lobe des oreilles et des ongles

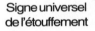

Signe universel de l'étouffement

2 Exercice dirigé par l'instructeur 4

Bon échange respiratoire	**Mauvais échange respiratoire**	**Aucun échange respiratoire**
A1. La personne _____ parler.	B1. La personne _____ parler.	C1. La personne _____ parler.
A2. La toux et le réflexe nauséeux sont _____ .	B2. La toux et le réflexe nauséeux sont _____ .	C2. La toux et le réflexe nauséeux sont
A3. Vous pouvez entendre _____ _____ lorsque la personne essaie de respirer.	B3. Vous pouvez entendre _____ _____ lorsque la personne essaie de respirer.	C3. Il y a _____ ; la personne _____ respirer.
A4. Le teint est _____ .	B4. Le teint est _____ .	C4. Le teint est _____ .
A5. Tenez-vous prêt à agir et _____ .	B5. Commencez _____ pour l'étouffement.	C5. Commencez _____ pour l'étouffement.

Réponses à l'addenda B

Causes et mesures de prévention de l'étouffement

· ·

3

L'étouffement est une **urgence respiratoire** qui met la vie de la victime en danger. Une personne en proie à l'étouffement peut mourir si elle ne reçoit pas **immédiatement** des premiers soins.

Les voies respiratoires sont le plus souvent obstruées par :

◆ des morceaux de nourriture ou d'autres corps étrangers se logeant dans la gorge;

◆ la chute de la langue dans l'arrière-gorge chez le sujet inconscient;

◆ la présence de sang ou de vomissures dans la gorge.

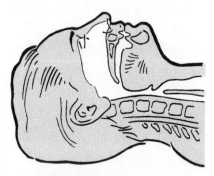

Voies respiratoires dégagées

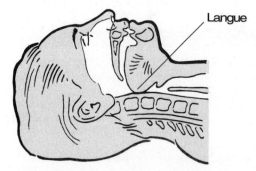

Langue

Voies respiratoires obstruées par la langue

· ·

4

Complétez les phrases ci-dessous en cochant ☑ les énoncés qui conviennent (choix 1 ou choix 2).

Choix 1   OU   **Choix 2**

Lorsqu'une personne s'étouffe et que l'échange respiratoire est mauvais ou absent ...

☐ A. ses voies respiratoires sont dégagées.

☐ B. l'apport d'air aux poumons est entravé ou interrompu.

☐ C. sa vie est en danger.

Lorsqu'une personne est inconsciente :

☐ D. ses voies respiratoires sont largement ouvertes.

☐ A. ses voies respiratoires sont obstruées.

☐ B. l'apport d'air aux poumons n'est pas entravé.

☐ C. sa vie n'est pas en danger.

☐ D. sa langue peut obstruer les voies respiratoires.

5

L'étouffement peut survenir quand on :

◆ avale de gros morceaux de nourriture;

◆ mange ou boit tout en faisant autre chose;

◆ consomme trop d'alcool avant et pendant les repas;

◆ boit en mastiquant.

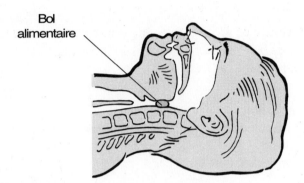

Bol
alimentaire

Bol alimentaire obstruant les
voies respiratoires

On peut éviter de s'étouffer en prenant les précautions suivantes :

◆ bien mastiquer les aliments avant de les avaler;

◆ éviter de parler ou de rire en mastiquant;

◆ boire de l'alcool avec modération avant et pendant les repas;

◆ éviter de se livrer à d'autres activités physiques lorsqu'on a de la nourriture dans la bouche.

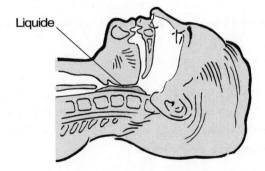

Liquide

Liquide obstruant partiellement les
voies respiratoires

Premiers soins à s'auto-administrer en cas d'étouffement

· ·

6

Poussées abdominales

Si vous êtes en train d'étouffer et que vous êtes seul et ne pouvez **ni parler, ni respirer ou tousser,** vous pouvez vous aider vous-même.

◆ Essayez d'appeler des secours médicaux (composer le 911 si ce service est offert dans votre région) ou d'attirer l'attention de quelqu'un.

À l'aide de vos mains :

◆ placez un poing au-dessus du nombril;

◆ saisissez votre poing avec l'autre main;

◆ exercez de fortes poussées vers le haut. Chaque poussée doit être distincte et administrée dans l'intention de déloger l'obstruction;

◆ répétez les poussées jusqu'à désobstruction.

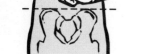

Poussées abdominales

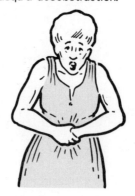

À l'aide d'un meuble :

◆ placez la région de l'abdomen qui se trouve légèrement au-dessus des hanches contre le rebord d'un comptoir ou d'une table ou encore contre le dossier d'une chaise;

◆ comprimez l'abdomen avec vigueur de façon à exercer une pression. Chaque poussée doit être distincte et administrée dans l'intention de déloger l'obstruction;

◆ répétez les poussées jusqu'à désobstruction.

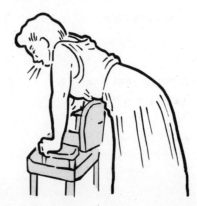

7

Poussées thoraciques

Si vous êtes une **femme en état de grossesse avancée** ou une **personne obèse**, vous ne pourrez pas vous administrer des poussées abdominales de manière efficace.

◆ Essayez d'appeler les secours médicaux ou d'attirer l'attention de quelqu'un.

La technique suivante crée une pression semblable à celle engendrée par une poussée thoracique administrée par un secouriste.

◆ Formez un poing avec une main et placez le côté pouce au milieu de la poitrine.

◆ La tête tournée sur le côté, plaquez-vous fortement contre un mur de façon à exercer une poussée thoracique.

◆ Chaque poussée doit être distincte et administrée dans l'intention de déloger l'obstruction.

◆ Répétez la manœuvre jusqu'à désobstruction.

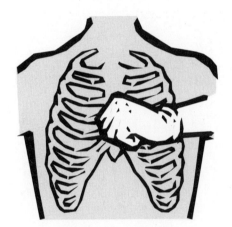

Poussées thoraciques

8

En cas d'étouffement, lesquelles des personnes suivantes auraient besoin de poussées thoraciques?

Cochez ☑ les bons énoncés.

☐ A. Une femme inconsciente de taille moyenne.

☐ B. Un jeune homme qui a un grand excès de poids.

☐ C. Une jeune femme en fin de grossesse.

☐ D. Un athlète très grand et très musclé.

B C

Premiers soins en cas d'étouffement – révision

9

Les questions suivantes se fondent sur les films vidéo, les exercices pratiques et le présent exercice du cahier d'activités.

Une personne en train d'étouffer se tient la gorge, a le visage rouge et tousse vigoureusement et bruyamment.

Parmi les gestes de secourisme suivants, cochez ☑ celui que vous devez poser?

☐ A. Trouver le point de repère en vue d'administrer des poussées abdominales.

☐ B. Se tenir prêt à intervenir et encourager la personne à tousser.

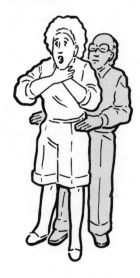

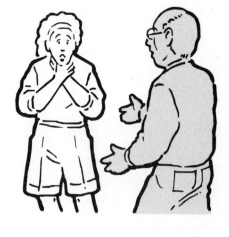

☐ C. Donner jusqu'à cinq poussées thoraciques.

☐ D. Donner jusqu'à cinq poussées abdominales.

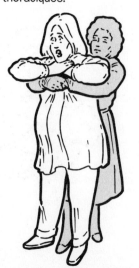

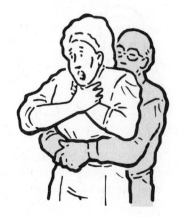

10

Une personne en train d'étouffer est consciente et a beaucoup de difficulté à respirer. Ses lèvres sont bleuâtres et elle est incapable de vous répondre lorsque vous lui demandez : "Êtes-vous étouffé?"

Cochez ✔, parmi les gestes suivants, celui que vous devez poser immédiatement.

☐ **A.** D'un doigt en crochet, balayer l'intérieur de la bouche pour retirer le corps étranger.

☐ **B.** Envoyer quelqu'un chercher des secours médicaux immédiatement.

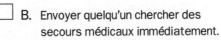

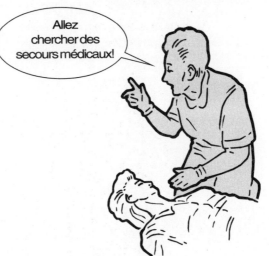

Allez chercher des secours médicaux!

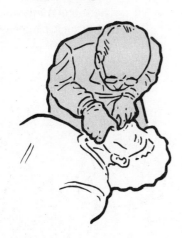

☐ **C.** Encourager la victime à tousser afin d'expulser le corps étranger.

☐ **D.** Donner des poussées abdominales jusqu'à ce que le corps étranger soit délogé ou que la victime perde connaissance.

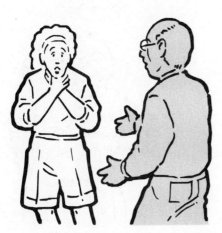

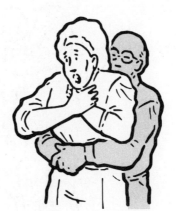

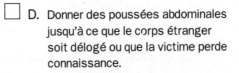

D

11

Une personne en train d'étouffer perd connaissance. Voici les gestes de premiers soins **selon l'ordre d'exécution qui convient**.

1. Allonger la victime sur le sol et appeler à l'aide ou aller chercher des secours médicaux.

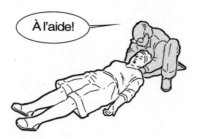

2. Regarder s'il y a des obstructions.

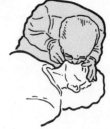

3. Ouvrir les voies respiratoires et vérifier la respiration jusqu'à 10 seconde.

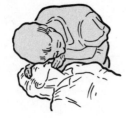

4. Essayer de ventiler les poumons, si l'air ne pénètre pas, repositionner les voies respiratoire et insuffler à nouveau.

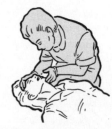

5. Administrer 15 compressions thoraciques.

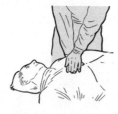

6. Regarder s'il y a d'autres obstructions

7. Essayer de ventiler les poumons de la victime, remettre la tête de cette dernière en position et tenter d'insuffler à nouveau.

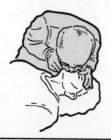

8. Continuer les compressions et tenter de ventiler les voies respiratoires afin qu'ils soient ouvertes.

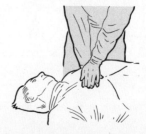

Soin continu de la victime jusqu'à ce que les secours médicaux prennent la relève

12

Lorsque les voies respiratoires d'une personne qui s'est étouffée sont désobstruées et …

◆ que la victime **reste consciente** :

❖ vérifier fréquemment la respiration et la circulation;

❖ rester auprès de la victime jusqu'à ce qu'elle respire bien et que la couleur de sa peau revienne à la normale;

❖ conseiller vivement à la victime de consulter un médecin.

◆ que la victime **reprend connaissance** :

❖ vérifier fréquemment la respiration et la circulation;

❖ donner les premiers soins pour l'état de choc;

❖ rester auprès de la victime jusqu'à ce que les secours médicaux prennent la relève;

❖ conseiller vivement à la victime de consulter un médecin.

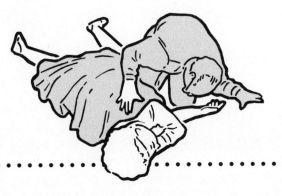

◆ que la victime **demeure inconsciente** :

❖ vérifier fréquemment la respiration et la circulation et aider à la respiration, s'il y a lieu;

❖ placer la victime en position latérale de sécurité;

❖ donner les premiers soins pour l'état de choc;

❖ rester auprès de la victime jusqu'à ce que les secours médicaux prennent la relève.

Remarque : Les techniques de premiers soins en cas d'étouffement peuvent causer des lésions internes.

AVERTISSEMENT

Lorsque les difficultés respiratoires et autres signes de l'étouffement sont causés par l'œdème des voies respiratoires provoqué par une réaction allergique à un aliment ou à une piqûre d'abeille, une infection ou une blessure, ne perdez pas de temps à essayer de dégager les voies respiratoires. Obtenez immédiatement des secours médicaux.

13

Complétez la phrase ci-dessous en cochant ☑ parmi les énoncés suivants, ceux qui conviennent. Une fois les voies respiratoires dégagées par l'administration de poussées abdominales ou de poussées thoraciques et la respiration rétablie, la victime :

☐ A. n'a pas besoin de secours médicaux.

☐ B. doit être surveillée de près jusqu'à ce qu'elle soit complètement rétablie.

☐ C. doit être placée en position latérale de sécurité si elle n'est pas pleinement consciente.

☐ D. doit aller voir un médecin au cas où elle aurait subi des blessures.

B C D

Remarques

· ·

L'HÉMORRAGIE GRAVE

Les plaies

1

Toute rupture dans la continuité des **tissus mous du corps** est appelée **plaie**. Cette rupture **s'accompagne généralement d'une hémorragie**. Selon l'endroit où se trouve la plaie, l'hémorragie peut être ...

◆ **externe** : le sang s'épanche de la plaie en surface et est visible; ou

◆ **interne** : le sang s'épanche des tissus à l'intérieur de l'organisme. Aucune lésion n'est visible dans les premiers instants.

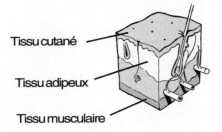

Tissu cutané

Tissu adipeux

Tissu musculaire

Rupture dans la continuité des tissus mous

Selon les vaisseaux sanguins lésés, l'hémorragie peut être :

◆ **artérielle** : le sang est rouge vif et il jaillit de l'artère lésée à chaque battement cardiaque. L'hémorragie est grave et souvent difficile à réprimer.

◆ **veineuse** : le sang est rouge sombre et s'écoule de façon continue. Il est plus
facile d'arrêter ce type d'hémorragie.

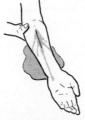

Hémorragie artérielle   Hémorragie veineuse

Signes et symptômes de l'hémorragie

2

L'hémorragie **externe** se reconnaît à la **présence de sang**. Dans le cas de l'hémorragie **interne**, du sang **n'est** habituellement **pas visible**.

Les **signes et symptômes** de l'hémorragie varient grandement selon le volume de sang perdu. Une **perte abondante de sang** se manifeste par les signes et symptômes suivants :

Plaie avec hémorragie externe

◆ pâleur, peau froide et moite;

◆ pouls rapide et faiblissant;

◆ faiblesse et étourdissements;

◆ soif et nausées;

◆ agitation et angoisse;

◆ respiration superficielle poussant le sujet à bâiller, soupirer et chercher son souffle (phénomène appelé respiration de Kussmull).

Ces signes indiquent aussi la présence de l'état de choc.

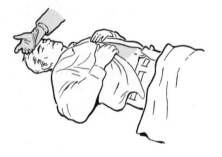

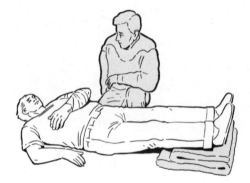

3

Lesquels des signes et symptômes suivants peuvent se présenter chez un sujet souffrant d'une hémorragie grave provoquée par une coupure profonde à la cuisse?

La victime ...

- A. se sent étourdie et demande de l'eau.
- B. a la peau chaude et le visage empourpré et semble agitée.
- C. cherche à reprendre son souffle et a la peau froide et moite au toucher.
- D. se dit sur le point de vomir.
- E. a le pantalon imbibé de sang, et il y a une mare de sang sous sa jambe.
- F. a un pouls bien frappé et lent.

4

Il n'est pas facile de reconnaître l'**hémorragie interne**.

Une personne peut saigner à mort sans qu'une goutte de sang n'apparaisse.

Mécanismes causaux de blessures :

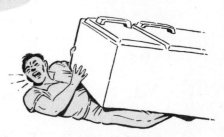

Vous devez **soupçonner la présence d'une hémorragie interne** lorsque vous observez les **mécanismes causaux de blessures** suivants :

◆ la victime a reçu un choc violent ou souffre d'une plaie pénétrante au thorax, au cou, à l'abdomen ou à l'aine;

◆ la victime souffre de graves fractures des membres ou d'une fracture de la hanche ou du bassin.

Blessure par écrasement

Dans **certains troubles d'ordre médical**, tels l'ulcère et l'hémophilie, il faut aussi soupçonner la présence d'une hémorragie interne.

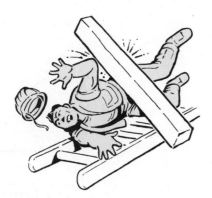

Fracture du fémur

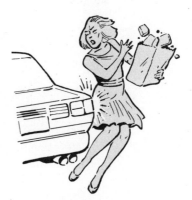

Fracture du bassin

Caractéristiques de l'hémorragie interne

L'hémorragie interne peut **passer inaperçue** ou se reconnaître à un ou plusieurs des **signes caractéristiques** suivants :

◆ saignement de l'oreille ou du nez, ou œil poché ou injecté de sang;

◆ expectoration de sang écumeux;

◆ vomissures teintées de sang rouge vif ou brunâtre, comme des grains de café;

◆ sang dans les selles de couleur noire et d'apparence goudronneuse ou de couleur rouge;

◆ sang dans l'urine d'une couleur rougeâtre ou brunâtre.

Si l'hémorragie est grave, des **signes de l'état de choc** pourront apparaître.

Principes régissant les premiers soins en cas d'hémorragie externe grave

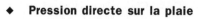

5

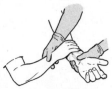

Pression directe

L'hémorragie grave peut être fatale. Vous devez agir rapidement! *Si l'hémorragie n'est pas réprimée, l'état de choc et la mort peuvent s'ensuivre.*

Pour réprimer l'hémorragie externe grave, vous devez poser les gestes suivants :

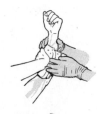

Élévation

◆ **Pression directe sur la plaie**

❖ Exercer de votre main une pression continue sur la plaie couverte de plusieurs pansements ou utiliser la main nue du blessé. Il se peut que vous ayez à ramener les lèvres de la plaie ensemble avant d'exercer une pression si la plaie est grande et béante.

❖ Appliquer un bandage bien serré pour maintenir la pression sur les pansements.

❖ Ne pas enlever les pansements imbibés de sang; en appliquer d'autres sur les premiers et les fixer au moyen d'un nouveau bandage.

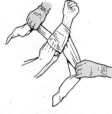

◆ **Élévation**

❖ Si les blessures le permettent, élever le membre atteint au-dessus du niveau du cœur. Cela réduira le flot sanguin vers la région atteinte.

❖ L'élévation doit être aussi marquée que la blessure le permet, sans incommoder le blessé.

◆ **Repos**

❖ Mettre le blessé au repos. Si la blessure le permet, la meilleure position est allongé sur le dos, les pieds surélevés d'environ 30 cm.

Rappelez-vous: **P - Pression directe sur la plaie**
É - Élévation
R - Repos

Il faut **soutenir** la partie atteinte et la **maintenir immobile** et poursuivre les soins jusqu'à l'arrivée des secours médicaux.

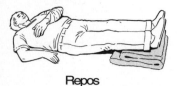

Repos

Circulation entravée

9

Certaines blessures et techniques de premiers soins peuvent diminuer le flot sanguin vers les membres :

◆ **blessures à une articulation ou près de celle-ci** pouvant pincer une artère;

◆ **bandage** trop serré;

◆ **blessure à un important vaisseau sanguin.**

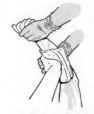

Vérifier la température avant de poser un bandage

Pour vérifier si la circulation est entravée au-dessous du siège de la blessure :

◆ comparer la température et la couleur du membre blessé en aval de la blessure (doigts ou orteils) avec le côté non atteint avant et après la pose du bandage;

❖ toute baisse de température du membre est probablement causée par une réduction du flot sanguin.

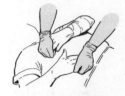

Vérifier la température après avoir posé un bandage

◆ effectuer le test de la décoloration de l'ongle

❖ appuyer sur l'ongle d'un doigt ou d'un orteil jusqu'à ce qu'il tourne au blanc;

❖ relâcher la pression et noter le temps nécessaire pour que la teinte revienne à la normale;

❖ si cela se fait rapidement, le flot sanguin est bon;

❖ si au contraire l'ongle reste blanc ou la coloration est lente à revenir, la circulation est entravée.

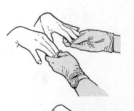

Test de la décoloration de l'ongle

Pour améliorer une circulation entravée par un bandage trop serré, vous devez :

◆ desserrer immédiatement le bandage; si le saignement reprend, resserrer le bandage;

Si la circulation est toujours entravée :

◆ obtenir des secours médicaux sans tarder.

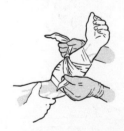

Continuer de vérifier la circulation de la victime jusqu'à ce que les secours médicaux prennent la relève.

Défaire le bandage

Soin des tissus amputés

7

Dans de nombreux cas, la partie amputée peut être remise en place par chirurgie. Il est donc très important d'apporter les soins appropriés au tissu amputé.

Dans le cas d'une partie **complètement amputée**, vous devez :

◆ l'envelopper dans la mesure du possible dans un pansement propre et humide; sinon, utiliser un pansement propre et sec;

◆ la placer dans un sac de plastique propre et imperméable que vous aurez soin de bien sceller;

◆ la placer dans un deuxième sac de plastique contenant un enveloppement froid ou de la glace concassée de façon à la tenir au frais;

◆ noter par écrit sur une étiquette le nom du blessé, la date et l'heure de l'emballage;

◆ l'apporter, en même temps que le blessé, au centre médical.

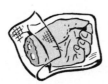 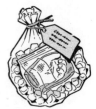

Soin d'une partie complètement amputée

Dans le cas d'une partie **partiellement amputée**, vous devez :

◆ la maintenir dans sa position normale, le plus près possible de sa position de fonction;

◆ la recouvrir dans la mesure du possible d'un pansement humide; sinon, utiliser un pansement sec et exercer une pression directe sur la plaie pour arrêter l'hémorragie;

◆ fixer les pansements à l'aide d'un bandage;

◆ obtenir des secours médicaux le plus tôt possible.

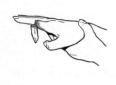 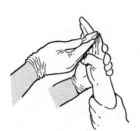 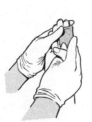 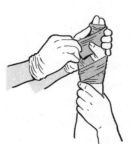 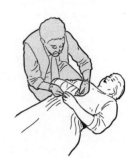

Soin d'une partie partiellement amputée

Premiers soins en cas d'hémorragie interne

8

Dans les cas d'hémorragie interne, vous devez en qualité de secouriste:

◆ **reconnaître** les circonstances de l'incident et le mécanisme causal de la blessure qui est à l'origine de l'hémorragie interne;

◆ **reconnaître** les signes de l'état de choc;

◆ donner les **premiers soins en cas d'état de choc** pour en réduire les effets;

◆ **obtenir des secours médicaux dans les plus brefs délais.**

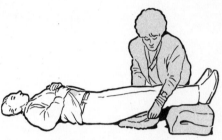

Position pour l'état de choc

En attendant l'arrivée des secours médicaux, assurez le confort de la victime :

◆ placez la victime **consciente** au repos, les pieds et les jambes surélevés de 30 cm, si les blessures le permettent;

◆ placez la victime **inconsciente** qui respire en position latérale de sécurité;

◆ rassurez la victime;

◆ conservez sa chaleur corporelle;

◆ ne donnez rien par la bouche;

◆ vérifiez à nouveau les voies respiratoires, la respiration et la circulation.

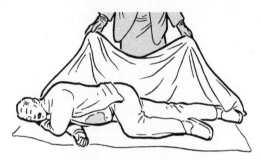

Position latérale de sécurité

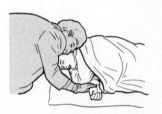

Position latérale de sécurité — victime recouverte

9

Lesquels des gestes suivants devriez-vous poser en présence d'une personne consciente chez qui vous soupçonnez une hémorragie interne? Cochez ☑ les bons énoncés.

☐ A. Lui dire qu'elle souffre d'une hémorragie interne grave.

☐ B. Obtenir immédiatement des secours médicaux.

☐ C. Réconforter la victime en l'encourageant gentiment.

☐ D. Placer une couverture au-dessous et au-dessus de la victime.

☐ E. Lui donner un peu d'eau.

☐ F. Si l'état de la victime le permet, élever les jambes en les plaçant sur un manteau plié.

B C D F

Remarques

. . . .

EXERCICE 6
LA RÉANIMATION DE L'ENFANT

1

Vous devez vous rappeler qu'au regard des techniques de secourisme et de RCR, le sujet **enfant** est âgé **entre 1 an et 8 ans.**

Les **troubles cardio-vasculaires** ne sont pas très courants chez les enfants. On peut néanmoins enseigner aux enfants comment prévenir les troubles cardio-vasculaires en leur présentant les bienfaits d'une bonne alimentation et d'un mode de vie sain.

Chez les enfants, les **urgences respiratoires** sont le plus souvent causées par une maladie ou une blessure. L'arrêt respiratoire peut entraîner l'**arrêt cardiaque.**

◆ **On doit rétablir immédiatement la respiration.**

Les **causes (ou mécanismes causaux des blessures)** habituelles de l'arrêt respiratoire chez l'enfant sont :

◆ les blessures résultant d'une collision;

◆ l'obstruction des voies respiratoires (étouffement);

◆ la suffocation;

◆ la décharge électrique;

◆ la strangulation;

◆ la quasi-noyade;

◆ l'inhalation de fumée et les brûlures;

◆ l'empoisonnement;

◆ l'infection des voies respiratoires supérieures;

◆ les allergies.

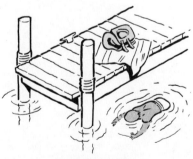

Quasi-noyade

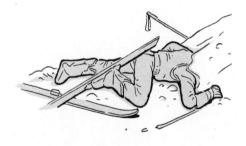

Suffocation

Toute personne qui prend soin d'un enfant doit savoir comment :

◆ **prévenir** les urgences respiratoires, dans la mesure du possible;

◆ **reconnaître** l'arrêt respiratoire;

◆ **rétablir immédiatement** la respiration.

La prévention des urgences respiratoires

2

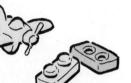

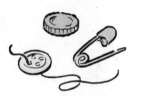

La meilleure façon de protéger les enfants est de prévenir les urgences respiratoires. La plupart des urgences respiratoires chez les enfants peuvent être évitées. Les **blessures** constituent la menace la plus sérieuse pour les enfants.

De façon à protéger les enfants, vous devez :

◆ utiliser des sièges et des harnais d'auto qui sont installés correctement;

◆ les sensibiliser aux dangers de la rue
  ❖ comment circuler sans risque dans la rue
  ❖ porter un casque de cycliste.

Petits objets

L'étouffement est la forme la plus commune d'urgence respiratoire chez les enfants. L'étouffement survient habituellement lorsque les voies respiratoires sont obstruées par la langue, un morceau de nourriture ou un petit objet.

Pour prévenir l'étouffement et d'autres urgences respiratoires, il faut :

◆ placer un enfant qui a perdu conscience, mais qui respire, en position latérale de sécurité;

◆ surveiller les jeunes enfants quand ils mangent;

◆ éviter de donner aux jeunes enfants des denrées tels des noix, du maïs soufflé, des bonbons durs, etc.;

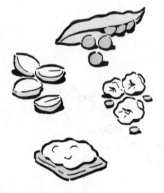

◆ garder les petits objets hors de la portée des enfants, p. ex., billes, pièces de jouets, ballons crevés ou non gonflés;

◆ examiner les jouets et les objets qui se trouvent dans la maison pour s'assurer qu'ils ne comportent pas de petites pièces détachables;

◆ s'assurer que les enfants se servent de leurs jouets selon les recommandations relatives à leur utilisation émises par le fabricant;

◆ inscrire les enfants à des cours de natation afin de prévenir la quasi-noyade;

◆ informer les enfants des dangers que présente l'électricité;

Aliments dangereux

◆ garder les produits toxiques, y compris les médicaments, hors de la portée des enfants.

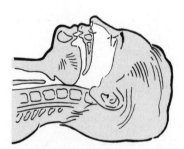

Obstruction des voies
respiratoires causée par la langue

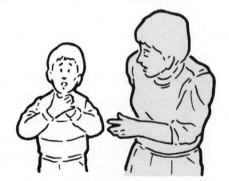

Signe universel de
l'étouffement

La respiration artificielle

3

Chez un enfant, vous devez utiliser la **méthode de respiration artificielle bouche-à-bouche.** Exécutez les mêmes techniques que pour l'adulte en apportant les modifications suivantes :

- donner une insufflation **aux 3 secondes**;
- donner des insufflations lentes; insuffler **juste** assez d'air pour que la poitrine se soulève;
- allouer **1 à 1,5 seconde** à chaque insufflation;
- si on est seul, aller appeler les secours médicaux. Dans la mesure du possible, emmener l'enfant avec vous et continuer de lui administrer la RA;
  - ❖ rappelez-vous qu'une personne qui est privée d'oxygène pendant aussi peu que quatre minutes peut subir des lésions cérébrales.

La **fréquence du pouls et la fréquence respiratoire** varient selon l'âge du sujet.

- La **fréquence du pouls** chez l'enfant en santé et au repos varie entre **80 et 100 battements** par minute.
- La **fréquence respiratoire** chez l'enfant en santé et au repos varie entre **20 et 30 respirations** par minute.

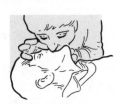

RA bouche-à-bouche

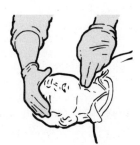

Évaluer les signes de circulation

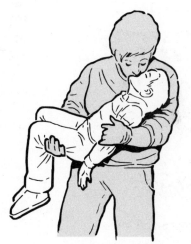

Emmener l'enfant avec soi

4

Répondez vrai (**V**) ou faux (**F**) à chacun des énoncés suivants.

- [ ] A. Outre l'âge, la taille de l'enfant doit être prise en considération lors de l'administration de la respiration artificielle.
- [ ] B. Une fréquence de 20 respirations par minute est normale chez l'enfant.
- [ ] C. Le volume d'air insufflé dans les poumons d'un petit enfant est le même que chez l'adulte.
- [ ] D. Lorsque vous êtes seul avec un enfant qui ne respire pas mais qui a un pouls, il est important d'appeler immédiatement l'ambulance.
- [ ] E. La fréquence du pouls et la fréquence respiratoire sont les mêmes chez l'enfant et l'adulte.

A.V B.V C.F D.V E.F

Les signes de l'étouffement et l'administration des premiers soins

5

Dans le cas d'un enfant qui s'étouffe, l'on peut comme chez l'adulte observer un ou plusieurs des signes énumérés ci-dessous, selon le degré d'obstruction des voies respiratoires. Si l'enfant a une toux efficace, encouragez ses efforts, n'intervenez pas mais soyez prêt à lui venir en aide. Un très jeune enfant ne peut pas indiquer aussi clairement qu'un adulte qu'il a de la difficulté à respirer.

Commencez immédiatement à administrer les premiers soins pour l'étouffement dès que vous remarquez que l'enfant :

◆ s'étouffe sur un objet;

◆ a une toux faible et inefficace;

◆ respire plus rapidement, essayant d'aspirer plus d'air dans ses poumons, ou dès que la respiration devient irrégulière ou arrête pendant quelques instants;

◆ émet des sons inhabituels, tels un sifflement ou des bruits aigus;

◆ a la peau de teinte bleuâtre;

◆ se tient la gorge à deux mains.

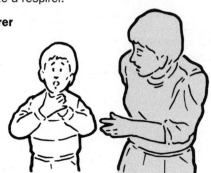

Signe universel de l'étouffement

Lorsqu'un enfant a de la difficulté à respirer en raison de l'œdème des tissus provoqué par une réaction allergique ou une infection, obtenir des secours médicaux ou emmener l'enfant à l'hôpital sans tarder. Ne pas perdre de temps à essayer de dégager les voies respiratoires.

Différences entre les premiers soins en cas d'étouffement pour les enfants et pour les adultes :

◆ trouver le point de repère et donner des poussées abdominales à un enfant conscient; le secouriste se place de façon que ses épaules soient au même niveau que celles de l'enfant, en **se mettant à genoux** par exemple;

Rappelez-vous qu'un enfant doit recevoir des soins médicaux après avoir subi des poussées abdominales. Cette manœuvre peut causer des dommages internes.

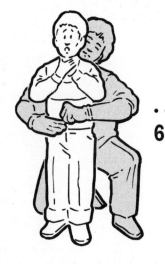

6

Lesquels des troubles suivants indiquent qu'un enfant est en train de s'étouffer?

Cochez ☑ les bonnes réponses.

◻ A. Un enfant est pâle et transpire.

◻ B. Un enfant attablé manque d'air.

◻ C. Un enfant s'amuse tout en mangeant des arachides et ne peut soudainement émettre aucun son.

◻ D. Un enfant fait de la température et a de la difficulté à respirer.

◻ E. Un jeune enfant regarde fixement et se tient la gorge.

Les premiers soins pour l'étouffement – révision

· ·

7

Vous avez effectué un examen des lieux et avez établi que l'enfant ne réagit pas. Les gestes de premiers soins **selon l'ordre d'exécution sont:**

1. Envoyer un passant chercher des secours médicaux.

   Allez chercher des secours médicaux!

   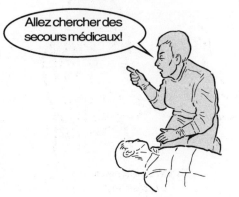

2. Ouvrir les voies respiratoires et vérifier la respiration (la respiration est absente).

   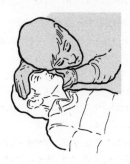

3. Essayer de ventiler les poumons (la poitrine ne se soulève pas), repositionner et essayer de nouveau.

   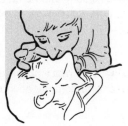

4. Trouver le point de repère en vue de donner 5 compressions thoraciques.

   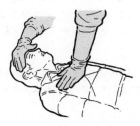

5. Repérer l'objet (l'objet n'est pas visible).

   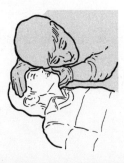

6. Essayer de ventiler les poumons (la poitrine ne se soulève pas), repositionner et essayer de nouveau. Continuer les compressions.

   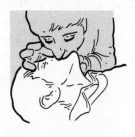

La réanimation cardiorespiratoire (RCR)

● ●

8

La RCR allie deux techniques essentielles pour assurer la survie – la respiration artificielle et la circulation artificielle.

On a recours à la RCR pour faire circuler le sang oxygéné vers les tissus et pour maintenir en vie un enfant qui –

◆ a cessé de respirer et

◆ dont le cœur s'est arrêté de battre.

Différences entre la RCR pour les adultes et la RCR pour les enfants :

◆ se servir du talon d'une main seulement pour donner les compressions thoraciques;

◆ le rapport compressions thoraciques et insufflations est de 5:1;

◆ comprimer la poitrine de 2,5 à 3,8 cm;

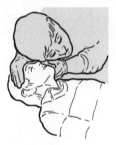

Vérifier la respiration

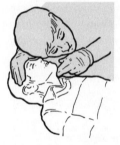

Vérifier les signes de circulation

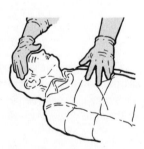

Trouver le point de repère

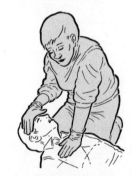

Compressions thoraciques

La RCR administrée à un enfant – révision

9

Vous avez effectué un examen des lieux et avez établi que l'enfant ne réagit pas. Les gestes de premiers soins **selon l'ordre d'exécution sont:**

1. Ouvrir les voies respiratoires en utilisant la méthode du renversement de la tête avec soulèvement du menton.

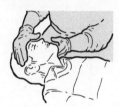

2. Vérifier la respiration (la respiration est absente).

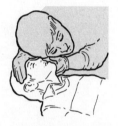

3. Essayer de donner deux insufflations lentes (la poitrine se soulève).

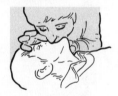

4. Vérifier s'il y a des signes de circulation (la circulation est absente).

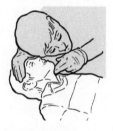

5. Trouver le point de repère en vue de donner les compressions thoraciques.

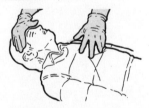

6. Donner des cycles de 5 compressions et 1 insufflation pendant une minute.

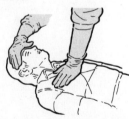

7. Réévaluer la circulation et la respiration après une minute (la respiration et la circulation sont absentes).

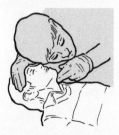

8. Continuer à donner des cycles de 5 compressions et 1 insufflation.

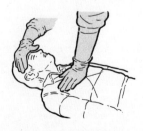

Remarques

· ·

LA RÉANIMATION DU BÉBÉ

1

Comme vous l'avez appris précédemment, le sujet **bébé** est âgé de **moins d'un an**.

Lorsque le cœur d'un bébé **cesse de battre**, ce n'est habituellement pas parce que le cœur est malade. Le plus souvent, c'est le résultat d'une urgence respiratoire. Le cœur arrête de battre lorsqu'il est privé d'oxygène pendant un court moment.

◆ Vous devez administrer les premiers soins immédiatement quand il sagit d'un arrêt respiratoire

Les **causes (ou mécanismes causaux des blessures)** habituelles des urgences respiratoires sont :

◆ les blessures;
◆ l'étouffement sur un corps étranger;
◆ l'inhalation de fumée;
◆ la suffocation;
◆ l'infection;

◆ les allergies;
◆ la strangulation;
◆ l'électrocution;
◆ la quasi-noyade;
◆ le syndrome de mort subite du nourrisson (SMSN).

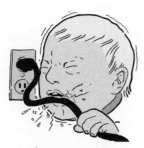

Électrocution

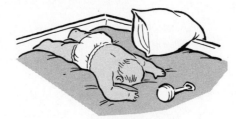

Suffocation

Toute personne qui prend soin d'un enfant doit savoir comment :

◆ **prévenir** les urgences respiratoires, dans la mesure du possible;
◆ **reconnaître** l'arrêt respiratoire;
◆ **rétablir immédiatement** la respiration.

La prévention des urgences respiratoires

· ·

2

Comme pour les enfants, la meilleure façon de protéger un bébé est de prévenir les urgences respiratoires.

De façon à protéger les bébés des blessures et des urgences respiratoires, vous devez :

◆ utiliser des sièges d'auto qui conviennent à l'âge du bébé et qui sont installés correctement;

◆ fermer les cages d'escaliers dans votre maison en installant des barrières de sécurité approuvées;

◆ examiner la sucette de votre enfant. Assurez-vous qu'elle est faite d'une seule pièce;

◆ examiner les jouets pour vous assurer qu'ils ne comportent pas de petites pièces qui pourraient se détacher;

◆ toujours surveiller les bébés quand ils mangent;

◆ ne jamais laisser un bébé se nourrir seul avec un biberon;

◆ prendre le bébé dans vos bras pendant les tétées;

◆ garder les sacs de plastique hors de la portée des bébés de façon à éviter la suffocation;

◆ ne pas laisser un bébé sans surveillance sur un lit d'eau.

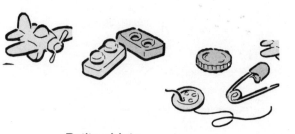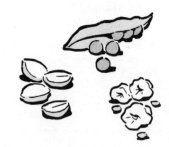

Petits objets   Aliments dangereux

Le syndrome de mort subite du nourrisson (SMSN)

Le syndrome de mort subite du nourrisson (SMSN), souvent appelé mort au berceau, désigne le décès inexpliqué d'un nourrisson en apparence en bonne santé. Le bébé meurt de façon soudaine et inattendue, habituellement dans son sommeil. Pour réduire les facteurs de risque, vous devez :

◆ coucher le bébé sur le dos ou sur le côté, sur une surface plane et ferme;

◆ garder le bébé dans un milieu sans fumée;

◆ ne pas utiliser

◆ ne pas garder le bébé trop au chaud;

◆ allaiter le bébé au sein, si possible.

Les parents ne doivent pas se sentir responsables de la mort soudaine de leur nourrisson. Grâce aux études qui ont été faites, nous pouvons réduire les risques de mort au berceau, mais nous ne pouvons pas l'en empêcher totalement. La cause de la mort subite du nourrisson n'est toujours pas connue.

La Fondation canadienne pour l'étude de la mortalité infantile,
Institut canadien de la santé infantile, Société canadienne de pédiatrie et Santé Canada

La respiration artificielle

. . . .

3

Chez les bébés et les jeunes enfants de constitution délicate, vous devez utiliser la méthode de respiration artificielle **bouche-à-bouche-et-nez**.

La technique du **bouche-à-bouche-et-nez** est essentiellement la même que celle du bouche-à-bouche, à quelques exceptions près.

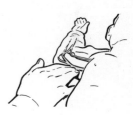

- ◆ Assurer un contact étanche avec votre bouche **autour de la bouche et du nez** du bébé.
- ◆ Donner une insufflation **toutes les 3 secondes**.
- ◆ Donner des **insufflations lentes**; insuffler juste assez d'air pour que la poitrine se soulève.
- ◆ Prendre le **pouls brachial** en tant qu'un signe de circulation.
- ◆ Si on est seul, aller appeler les secours médicaux. Emmener le bébé avec soi, si possible, et poursuivre la RA.
- ◆ Continuer la RA jusqu'à ce qu'un autre sauveteur ou que les secours médicaux prennent la relève.
  - ❖ Rappelez-vous qu'une personne qui est privée d'oxygène pendant aussi peu que quatre minutes peut subir des lésions cérébrales.

Pouls brachial

. . . .

4

Lesquelles des techniques suivantes devez-vous utiliser pour donner la RA à un bébé ou à un petit enfant? Cochez ☑ les bons choix de réponses.

Choix 1

- ☐ A. Couvrir la bouche hermétiquement.
- ☐ B. Insuffler de l'air dans la bouche et le nez avec beaucoup de force.
- ☐ C. Donner des insufflations à un rythme plus rapide que chez l'adulte.
- ☐ D. Prendre le pouls au cou.
- ☐ E. Si on est seul, commencer la RA avant d'aller appeler l'ambulance.

Choix 2

- ☐ A. Couvrir la bouche et le nez hermétiquement.
- ☐ B. Insuffler assez d'air dans la bouche et le nez pour que la poitrine se soulève.
- ☐ C. Donner des insufflations au même rythme que chez l'adulte.
- ☐ D. Prendre le pouls sur la face interne du bras supérieur.
- ☐ E. Si on est seul, aller appeler l'ambulance avant de commencer la RA.

A.2 B.2 C.1 D.2 E.2

Le pouls brachial

· ·

5

Afin de **déterminer si le cœur bat** et pompe sous son action le sang vers les organes vitaux, vous devez vérifier s'il y a des signes de circulation sanguine, le pouls brachial, la toux et les mouvements pendant l'administration de la respiration artificielle.

Pour prendre le **pouls brachial** chez un bébé :

◆ soutenez la tête afin de garder les voies respiratoires ouvertes;

◆ placez les doigts sur la face interne du bras et pressez légèrement entre le muscle et l'os afin de sentir des pulsations;

◆ allouez jusqu'à 10 secondes à évaluer les signes de circulation;

◆ **vérifiez à nouveau la respiration et les signes de circulation jusqu'à 10 secondes** après avoir administré la RA pendant une minute et à des intervalles de quelques minutes par la suite.

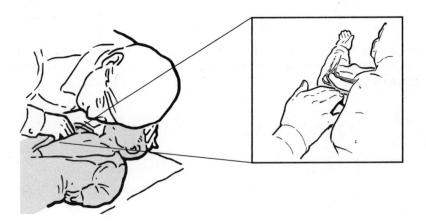

Le pouls brachial

La **fréquence de la respiration et du pouls** est plus rapide chez le bébé que chez l'adulte et l'enfant.

◆ La fréquence respiratoire d'un bébé en santé et au repos varie entre **30 et 50 respirations** par minute.

◆ La fréquence du pouls d'un bébé en santé et au repos varie entre **100 et 140** pulsations par minute.

La RA administrée à un bébé – révision

6

Une voisine vous appelle à l'aide. Elle ne peut pas réveiller son bébé. Les gestes de premiers soins **selon l'ordre d'exécution qui convient sont:**

1. Crier "Bébé, bébé" et tapoter les pieds du nourrisson.

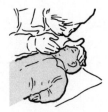

2. Envoyer la mère appeler les secours médicaux.

Allez chercher des secours médicaux!

3. Ouvrir les voies respiratoires en utilisant le renversement de la tête avec soulèvement du menton.

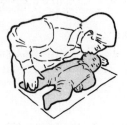

4. Regarder, écouter et sentir contre votre joue s'il y a échange respiratoire.

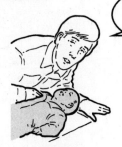

5. Couvrir la bouche et le nez du bébé et essayer de donner 2 insufflations lentes.

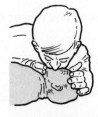

6. Vérifier s'il y a des signes de circulation (la circulation est présente).

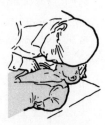

7. Donner une insufflation lente aux trois secondes pendant environ une minute.

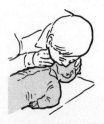

8. Vérifier à nouveau la circulation et la respiration après une minute et à des intervalles de quelques minutes par la suite.

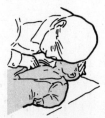

Les signes de l'étouffement

7

Dans le cas d'un bébé qui s'étouffe, l'on **peut** comme chez l'adulte et l'enfant **observer** un ou plusieurs des signes énumérés ci-dessous, selon le degré d'obstruction des voies respiratoires.

Un bébé qui **peut respirer, pleurer ou tousser vigoureusement** a les voies respiratoires dégagées. Un bébé ne peut pas indiquer aussi clairement qu'un adulte qu'il a de la difficulté à respirer.

Commencez immédiatement à administrer les premiers soins pour l'étouffement dès que vous remarquez que le bébé :

◆ s'étouffe sur un objet;

◆ a une toux faible et inefficace;

◆ respire plus rapidement ou dès que la respiration devient irrégulière ou arrête pendant quelques instants;

◆ émet des bruits aigus;

◆ a la peau de teinte bleuâtre;

◆ n'est plus capable de respirer, tousser vigoureusement ou pleurer.

Lorsqu'un bébé a de la difficulté à respirer pour cause de maladie ou réaction allergique, obtenir des secours médicaux sans tarder ou emmener le bébé à l'hôpital dans les plus brefs délais. Ne pas perdre de temps à essayer de dégager les voies respiratoires.

 Les premiers soins pour l'étouffement

8

Pour donner les **premiers soin**s à un bébé qui s'étouffe, procédez comme suit en prêtant attention aux **particularités de la marche à suivre** :

◆ **soutenez** toujours **la tête et le cou** du bébé lorsque vous le tenez ou le tournez sur le dos ou sur le ventre;

◆ **ne lui donnez jamais de poussées abdominales**;

◆ donnez-lui plutôt une combinaison de **5 tapes dans le dos et de 5 poussées thoraciques**;

◆ donnez des insufflations lentes; insufflez juste assez d'air pour que la poitrine se soulève;

Rappelez-vous qu'un bébé doit recevoir des soins médicaux après avoir subi des poussées thoraciques et des tapes dans le dos car il pourrait y avoir des complications.

Les premiers soins pour l'étouffement

9

Votre bébé devient inconscient. Les gestes de premiers soins **selon l'ordre d'exécution qui convient sont:**

2. Envoyer pour des secours médicaux.

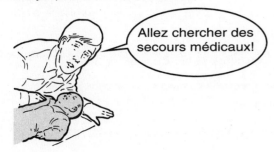

Allez chercher des secours médicaux!

2. Regarder s'il y a des corps étranger.

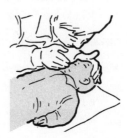

3. Ouvrer les voies respiratoires et vérifier la respiration.

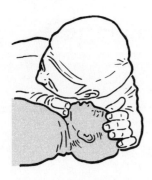

4. Tenter de donner des insufflations (la poitrine ne se soulève pas) repositionner et essayer de nouveau.

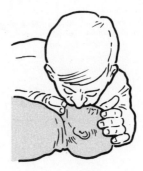

5. Trouver le point de repère et donner 5 compressions thoraciques.

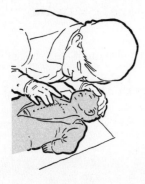

6. Continuer à vérifier s'il y a un corps étranger, tenter de donner des insufflations et des compressions thoraciques.

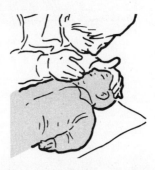

La réanimation cardiorespiratoire (RCR)

● ●

10

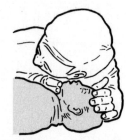

La **RCR** allie deux techniques essentielles pour assurer la survie – la respiration artificielle et la circulation artificielle.

On a recours à la **RCR** pour faire circuler le sang oxygéné vers les tissus et pour maintenir en vie un bébé qui –

◆ a cessé de respirer et

◆ dont le cœur s'est arrêté de battre.

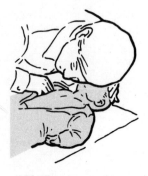

Vérifier la respiration

Différences entre la RCR pour les adultes et la RCR pour les bébés :

◆ utilisez un renversement de la tête modéré dans le cas du bébé;

◆ si le bébé ne réagit pas, aller appeler les secours médicaux immédiatement. Emmener le bébé avec vous;

◆ vérifier le pouls brachial;

◆ se servir de deux doigts seulement pour donner les compressions thoraciques;

◆ comprimer la poitrine de 1,3 à 2,5 cm;

◆ donner les compressions à une fréquence minimum de 100 à la minute;

◆ exécuter des cycles de 5 compressions et 1 insufflation (5:1).

Vérifier le pouls

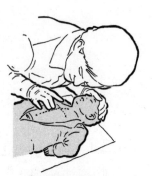

Compressions
thoraciques

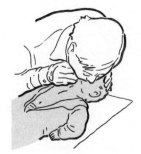

Insufflations

● ●

11

Répondez vrai (**V**) ou faux (**F**) à chacun des énoncés suivants.

☐ A. Le premier geste à poser en vue de rétablir la respiration est l'insufflation d'air dans la bouche et le nez.

☐ B. La RA est une partie essentielle de la RCR.

☐ C. Si on est seul et que le bébé ne réagit pas, il faut avant tout aller appeler les secours médicaux.

☐ D. Si le bébé ne respire pas et que le pouls est absent, il faut commencer la RCR immédiatement.

☐ E. On doit se servir d'une main seulement pour donner les compressions thoraciques à un bébé.

A.F B.V C.V D.V E.F

La RCR administrée à un bébé – révision

· ·

12

Votre bébé ne réagit pas. Vous avez envoyer appeler pour les secours médicaux. Les gestes de premiers soins **selon l'ordre d'exécution qui convient sont:**

1. Ouvrir les voies respiratoires et vérifier la respiration (la respiration est absente).

2. Essayer de donner deux insufflations lentes.

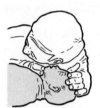

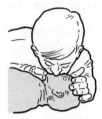

3. Vérifier s'il y a des signes de circulation (les signes de circulation sont absent).

4. Trouver le point de repère et donner des compressions et des insufflations pendant une minute.

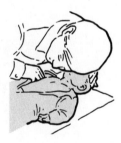

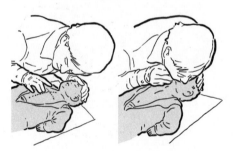

5. Réévaluer les signes de circulation et la respiration après une minute (la respiration et la circulation sont absentes).

6. Continuer à donner la RCR

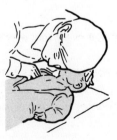

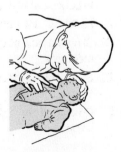

Remarques

· ·

EXERCICE 8

8 minutes

LES URGENCES CARDIO-VASCULAIRES

ET LA RCR À UN SAUVETEUR – SUJET ADULTE

Le cœur

1

Le **cœur** fonctionne comme une pompe. Il assure une circulation constante du sang vers les poumons et les différentes parties du corps. Pour faire tout ce travail, le cœur a besoin d'un apport constant de sang riche en oxygène et en nutriments.

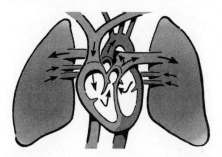

Les **artères coronaires**, au nombre de deux, apportent le sang au cœur. Si une artère ou une de ses branches devient plus étroite ou est obstruée, une partie du cœur ne reçoit alors pas l'oxygène dont elle a besoin. Il y a alors urgence cardio-vasculaire.

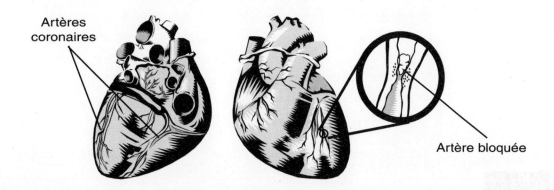

Artères coronaires

Artère bloquée

Les facteurs de risque

. . . .

2

Un **facteur de risque** est un trait ou un aspect du comportement qui augmente les risques qu'une personne souffre un jour de troubles cardio-vasculaires. Certains facteurs de risque peuvent être contrôlés, d'autres pas.

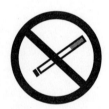

Facteurs de risque qui mènent aux troubles cardio-vasculaires	
Facteurs contrôlables	**Facteurs incontrôlables**
Tabagisme	Sexe
Hypercholestérolémie	Âge
Hypertension artérielle	Histoire familiale
Diabète	
Obésité	
Manque d'exercice	
Stress excessif	

L'on risque beaucoup moins d'être victime de troubles cardio-vasculaires si l'on adopte un style de vie sain.

. . . .

3

Cochez ☑ parmi les habitudes de vie suivantes, celles qui contribuent à réduire les risques de troubles cardio-vasculaires.

☐ A. Assurer un environnement sans fumée pour soi et pour sa famille.

☐ B. Commencer un programme d'exercices après avoir consulté son médecin.

☐ C. Manger des aliments riches en matières grasses et en calories.

☐ D. Faire vérifier régulièrement sa tension artérielle par un professionnel de la santé.

☐ E. Maintenir un poids normal.

☐ F. Prendre le temps de relaxer et de se reposer.

☐ G. Fumer la pipe plutôt que la cigarette..

Exercice dirigé par l'instructeur 8-A

· ·

4

LA MALADIE CARDIO-VASCULAIRE

· · · · · · · **La "haute pression" (l'hypertension artérielle)** · · · · · ·

1. La _____ est la pression exercée par le sang sur les parois internes des vaisseaux sanguins.

2. On dit qu'une personne souffre d'hypertension artérielle lorsque sa tension artérielle est _____ au-dessus de la normale.

3. Deux effets de l'hypertension sont :

   a) _____ et la diminution de _____

   des parois des vaisseaux sanguins;.

   b) _____ du cœur.

4. La "haute pression" se manifeste **toujours / presque jamais** par des signes et des symptômes. (*Encercler la bonne réponse.*)

· · · · · **Le rétrécissement des artères (l'athérosclérose)** · · · ·

5. Le rétrécissement des artères est causé par une accumulation de _____ sur les parois internes.

6. Le dépôt des matières grasses dans les artères débute : (*Encercler la bonne réponse.*)

   a) lorsque l'angine de poitrine se manifeste;

   b) à l'enfance;

   c) à l'âge moyen.

7. L'accumulation de matières grasses dans les artères coronaires est appelée _____ .

Artère rétrécie

· · · · · · · · **L'angine de poitrine**

8. L'angine de poitrine est une douleur passagère qui est ressentie habituellement dans : (*Encercler les bonnes réponses.*)

   a) la poitrine b) le cou c) les épaules d) la mâchoire e) les hanches f) les bras.

9. L'angine de poitrine survient lorsque le cœur ne reçoit pas la quantité _____ nécessaire à ses besoins.

10. Le _____ des artères est la raison la plus courante pour laquelle le cœur ne reçoit pas assez d'oxygène.

Exercice dirigé par l'instructeur 8A (suite)

4

La crise cardiaque

Artère obstruée

11. La crise cardiaque est le plus souvent causée par un

_____ qui provoque l'obstruction d'une artère

coronaire rétrécie. Le caillot interrompt l'apport de sang au

_____ .

12. Une partie du muscle cardiaque meurt lorsqu'il ne reçoit pas

_____ dont il a besoin.

13. La crise cardiaque ressemble souvent à _____ .

Cœur lésé

L'arrêt cardiaque

14. Il y a arrêt cardiaque lorsque le cœur cesse de _____ .

15. L'arrêt cardiaque est aussi appelé

_____ .

16. Les causes courantes de l'arrêt cardiaque sont:

a) _____   d) _____

b) _____   e) _____

c) _____   f) _____

Cerveau sain

L'accident cérébro-vasculaire

17. Lorsque l'accident cérébro-vasculaire survient, une partie du cerveau meurt

parce que celui-ci ne reçoit pas assez de

_____ .

18. L'accident cérébro-vasculaire est causé par :

a) un _____ de la circulation sanguine au

cerveau; **ou**

b) la rupture d'un vaisseau sanguin dans le _____ .

Cerveau lésé

Vaisseau obstrué

19. L'attaque ischémique passagère (AIP) est un état semblable à

l'accident cérébro-vasculaire (ACV). L'AIP est de courte durée et ne cause

aucun dommage permanent. L'AIP est un signe avant-coureur de_____

Toute victime d'une AIP doit consulter un médecin.

Rupture d'un vaisseau

L'angine de poitrine/la crise cardiaque

5

L'angine de poitrine résulte d'un apport insuffisant d'oxygène au muscle cardiaque. Les signes et symptômes de l'angine de poitrine s'apparentent à ceux de la crise cardiaque sauf qu'ils sont souvent causés par un effort physique ou le stress et peuvent être soulagés par la prise d'un médicament et le repos. L'angine de poitrine, au contraire de la crise cardiaque, n'entraîne aucun dommage au cœur.

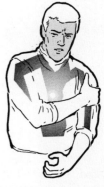

Douleur au bras

Signes et symptômes de la crise cardiaque

La victime peut **refuser d'admettre** qu'elle fait une crise cardiaque même si elle présente, en totalité ou en partie, les signes et symptômes suivants :

Signes :

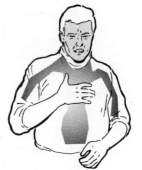

◆ souffle court
◆ pâleur, sueurs et autres signes de l'état de choc
◆ vomissements
◆ inconscience

Souffle court

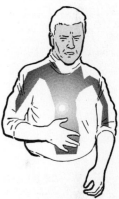

Symptômes :

◆ sensation d'écrasement dans la poitrine qui peut être légère ou intense
◆ douleur irradiant vers le cou, la mâchoire, les épaules et/ou les bras
◆ souffle court
◆ angoisse, sensation de mort imminente
◆ sensation d'indigestion
◆ nausées

Nausées

L'arrêt cardiaque peut suivre la manifestation, en totalité ou en partie, des signes et symptômes énoncés ci-dessus. La plupart des décès causés par la crise cardiaque surviennent dans les deux premières heures après l'apparition de signes et symptômes.

6

Lesquels des signes et symptômes suivants pourraient vous aider à reconnaître l'angine de poitrine ou la crise cardiaque? Cochez ☑ les bons énoncés.

☐ A. Chatouillement dans les mains et les pieds.
☐ B. Difficultés respiratoires.
☐ C. Malaise dans la région du cœur.
☐ D. Victime persiste à dire qu'elle souffre de maux d'estomac.
☐ E. Visage empourpré.
☐ F. Peau blanche et moite.
☐ G. Angoisse.

B C D F G

Les premiers soins en cas d'angine de poitrine/de crise cardiaque

Aider la victime à prendre son médicament

Aidez la victime à prendre son médicament seulement si elle est parfaitement consciente et si elle vous demande votre assistance.

Assurez-vous toujours de suivre les cinq règles de l'administration d'un médicament :

◆ donner le médicament prescrit;

◆ donner le médicament à la personne concernée;

◆ donner la quantité exigée;

◆ donner le médicament au moment indiqué;

◆ donner le médicament en suivant la méthode requise.

7

Les premiers soins pour l'angine de poitrine et la crise cardiaque sont les mêmes.

Pour toutes les urgences cardio-vasculaires, **vous devez** :

◆ obtenir rapidement des secours médicaux;

◆ réduire la charge de travail du cœur;

◆ empêcher l'état du sujet de s'aggraver.

Lorsque vous soupçonnez qu'une personne fait une crise cardiaque ou une crise d'angine, vous devez :

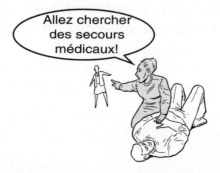

Allez chercher des secours médicaux!

◆ obtenir **immédiatement** des secours médicaux;

◆ placer la victime au repos dans la position la plus confortable possible, le plus souvent en position **semi-assise**, afin de réduire le travail du cœur et faciliter la respiration;

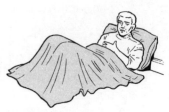

◆ desserrer les vêtements au cou, à la poitrine et à la taille;

◆ couvrir la victime

◆ rassurer la victime;

◆ aider la victime à prendre les médicaments qui lui auraient été prescrits, si nécessaire.

◆ Si la victime n'a pas de médicament ou si la douleur persiste après l'administration de son médicament, lui suggérer de MÂCHER un comprimé pour adulte d'AAS (325 mg) ou deux comprimés d'aspirine pour enfants (160 mg). Ne jamais donner d'aspirine à une personne qui est allergique au médicament.

Évaluer la respiration. Si la victime cesse de respirer, commencer immédiatement la respiration artificielle.

Évaluer les signes de circulation, s'il y a absence de pouls, toux et mouvement, commencer la RCR.

L'arrêt cardiaque

8

Signes de l'arrêt cardiaque

Vous observerez :

◆ une absence de réaction;

◆ une absence de respiration;

◆ une coloration bleuâtre de la peau;

◆ une absence de pouls.

Premiers soins lorsque vous soupçonnez qu'une personne est victime d'un arrêt cardiaque

◆ Procédez à la prise en charge d'une situation d'urgence.

◆ Vérifiez les points ABC – voies respiratoires, respiration et signes de circulation.

◆ Si la victime ne respire pas et qu'il n'y a aucun signe de circulation, **commencez immédiatement la réanimation cardiorespiratoire (RCR).**

La **RCR** allie deux techniques essentielles pour assurer la survie : la **respiration artificielle** et la **circulation artificielle.**

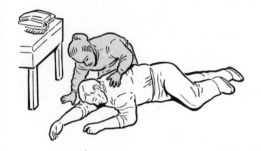 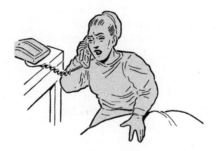

La chaîne de survie

La **RCR** est importante, mais ce n'est là qu'une des sept mesures que comporte la **chaîne de survie.** Chaque maillon de la chaîne est important.

◆ **choix d'un style de vie sain**

◆ **reconnaissance rapide** de l'urgence cardio-vasculaire;

◆ **communication rapide** avec le réseau des secours médicaux d'urgence (SMU); cela veut dire demander promptement de l'aide;

◆ **administration rapide de la RCR;**

◆ **défibrillation rapide**

◆ **administration rapide de soins avancés** par un personnel médical.

◆ **réhabilitation**

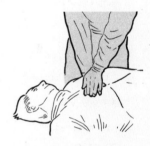
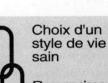

Choix d'un style de vie sain

Reconnaissance rapide

Communication rapide

Administration rapide de la RCR

Défibrillation rapide

Administration rapide de soins avancés

Réhabilitation

Les signes et symptômes de l'accident cérébro-vasculaire

9

Les signes et symptômes de l'accident cérébro-vasculaire varient selon la partie du cerveau qui a été atteinte. Vous pouvez observer certains des signes et symptômes suivants :

Signes :

- changement du degré de conscience
- paralysie des muscles faciaux
- difficulté à parler et à avaler, p. ex., trouble de l'élocution, bave
- démarche instable ou chute soudaine
- perte de coordination
- perte de contrôle de la vessie ou de l'intestin (incontinence)
- taille inégale des pupilles

Taille inégale des pupilles

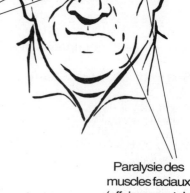

Symptômes :

- engourdissement des bras ou des jambes, particulièrement d'un côté
- mal de tête sévère

Paralysie des muscles faciaux (affaissement du visage)

10

Cochez ☑ les signes et symptômes qui peuvent indiquer qu'une personne a subi un ACV.

- [ ] A. La victime veut vous parler mais elle ne peut répondre verbalement à vos questions.
- [ ] B. La victime ne peut plus remuer sa jambe ou son bras gauche.
- [ ] C. La victime semble hyperactive et souffre de vomissements.
- [ ] D. La victime souffre d'une perte de contrôle de la vessie et de l'intestin.
- [ ] E. Les pupilles de la victime semblent être de la même taille.
- [ ] F. Les muscles d'un côté du visage sont affaissés.

A B D F

Les premiers soins en cas d'accident cérébro-vasculaire

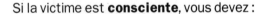

11

Si vous soupçonnez qu'une personne est en proie à un ACV, vous devez **obtenir des secours médicaux immédiatement.** Si la victime se rend à l'hôpital dans la première heure à laquelle apparaissent les signes et symptômes de l'ACV, elle augmentera de beaucoup ses chances de se rétablir.

En attendant les secours médicaux, vous devez :

◆ assurer une respiration et une circulation adéquates chez la victime;

◆ la protéger contre d'autres blessures;

◆ la rassurer;

◆ l'installer le plus confortablement possible;

◆ desserrer ses vêtements.

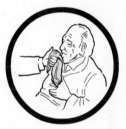

Si la victime est **consciente**, vous devez :

◆ la placer au repos et la soutenir en position **semi-assise**, sauf s'il y a faiblesse d'un côté du corps;

◆ lui humecter les lèvres et la langue au moyen d'un linge mouillé, si elle demande à boire.

◆ ne pas donner d'AAS en cas d'hémorragie cérébrale.

Si la victime est **inconsciente,** vous devez :

◆ la placer en **position latérale de sécurité**, sur le côté paralysé ou affaibli, pour faciliter la respiration;

◆ ne rien lui donner par la bouche.

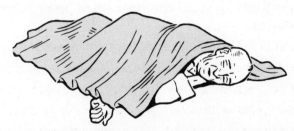

Si la victime cesse de respirer, administrez-lui la RA immédiatement. Si son cœur cesse de battre, donnez-lui la RCR.

Les urgences cardio-vasculaires – révision

13

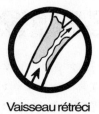

Vaisseau rétréci

1. Un vaisseau sanguin rétréci, selon l'endroit où il se trouve dans le corps, est le plus susceptible d'entraîner lesquelles des urgences cardio-vasculaires représentées ci-dessous?

   Cochez ☑ les bonnes réponses.

   ☐ A. AIP (attaque ischémique passagère)

   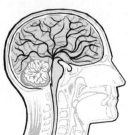

   ☐ B. Accident cérébro-vasculaire

   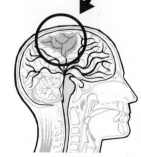

   ☐ C. Crise cardiaque

   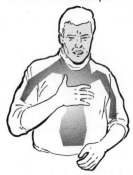

   ☐ D. Angine de poitrine

   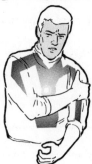

2. Vous avez découvert une victime qui ne respire pas et qui n'a aucun signe de circulation. Laquelle des illustrations suivantes représente un des gestes de premiers soins à poser dans une telle situation?

   ☐ A.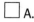

   ☐ B.

   ☐ C.

   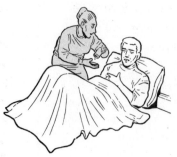

   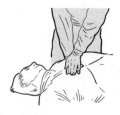

   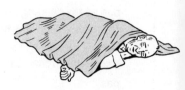

Les urgences cardio-vasculaires – révision

14

Que se passe-t-il?	Signes et symptômes	Premiers soins
L'angine de poitrine/ la crise cardiaque Le muscle cardiaque ne reçoit pas assez de sang des artères coronaires pour accomplir son travail sans qu'il n'y ait de douleur **La crise cardiaque** Une partie du muscle cardiaque ne reçoit pas assez de sang des artères coronaires pour garder les tissus du cœur vivants .	• Douleur dans la poitrine. • La douleur peut irradier. • N'importe lequel des signes et symptômes suivants : • dénégation, appréhension, • pâleur, nausées,vomissement , • indigestion, souffle court, • inconscience, arrêt cardiaque.	• Effectuer un examen des lieux . • Effectuer un examen primaire • Envoyer charcher des secours médicaux ou y aller soi-même. • Placer la victime au repos dans la position la plus confortable. • Desserrer les vêtements. • S'il y a lieu, aider la victime à prendre ses médicaments . • Poursuivre les soins jusqu'à ce que les secours médicaux prennent la relève .
L'arrêt cardiaque Le cœur ne pompe plus de sang.	• Aucune respiration. • Aucun signe de circulation sanguine. • Changement du degré de conscience.	• Effectuer un examen des lieux. • Évaluer la faculté de réponse. • Envoyer chercher des secours médicaux ou y aller soi-même. • Poursuivre l'examen primaire et commencer la RCR.
L'accident cérébro-vasculaire Une partie du cerveau ne reçoit pas assez de sang pour fonctionner normalement. Lorsqu'un accident cérébro-vasculaire survient, les tissus du cerveau meurent . **L'attaque ischémique passagère** Une partie du cerveau ne reçoit pas assez de sang pour fonctionner normalement. Lorsqu'une AIP survient, les tissus du cerveau ne meurent pas.	• Pupilles inégales. • Difficulté à parler et/ou à avaler. • Engourdissement ou paralysie du bras et/ou de la jambe. • État de confusion. • Convulsions. • Les signes et symptômes de l'AIP ne se manifestent que momentanément.	• Effectuer un examen des lieux. • Effectuer un examen primaire. • Envoyer chercher des secours médicaux ou y aller soi-même. • Placer la victime au repos dans une position confortable. • Desserrer les vêtements. Ne rien donner par la bouche. Protéger la victime lors de son déplacement ou si elle est saisie de convulsions. • Si la victime est inconsciente, la placer en position latérale de sécurité , sur le côté paralysé. • Poursuivre les soins jusqu'à ce que les secours médicaux prennent la relève .

Remarques

· ·

EXERCICE 9
······································
LA RCR À DEUX SAUVETEURS

Introduction

···

1

Deux personnes formées à la réanimation cardiorespiratoire à deux sauveteurs peuvent travailler en équipe afin d'administrer la RCR. La RCR à deux sauveteurs est moins éprouvante que la RCR à un sauveteur et, pour cette raison, peut être exécutée plus longtemps.

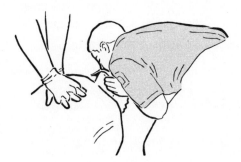 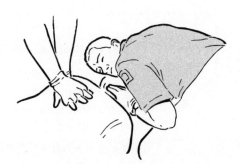

À l'arrivée d'une équipe de deux sauveteurs, il est possible que la RCR soit en cours. La séquence d'exécution de la RCR à deux sauveteurs varie selon les scénarios. Dans les instructions suivantes, nous avons mis l'accent sur les différentes tâches qui incombent à chaque sauveteur et sur la communication qui doit exister entre les deux sauveteurs

La RCR à deux sauveteurs – la RCR n'est pas en cours

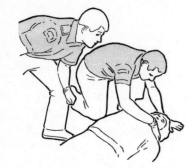

2

Une équipe de deux sauveteurs arrive sur les lieux où se trouve une victime inconsciente. La RCR n'est pas en cours. Des passants sont présents.

Appliquer les principes de la PCSU. Effectuer un examen des lieux.

◆ En arrivant sur les lieux, un des sauveteurs effectue un examen des lieux, prend la situation en main, appelle à l'aide, évalue les dangers que présentent les lieux et rend les lieux sûrs. Le sauveteur responsable sera chargé de la ventilation.

Évaluer la faculté de réponse.

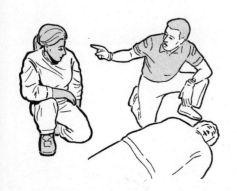

◆ Le 1er sauveteur (*ventilation*) demande à la victime "Est-ce que ça va?" et lui tapote les épaules.

◆ Le 2e sauveteur, qui sera chargé des compressions, observe attentivement la scène et se tient prêt à agir.

Envoyer quelqu'un chercher des secours médicaux.

◆ Le 1er sauveteur (*ventilation*) envoie un passant appeler les secours médicaux.

◆ Lorsqu'il n'y a pas de passants, le 2e sauveteur (*compression*) se charge d'aller appeler les secours médicaux pendant que le 1er sauveteur (*ventilation*) poursuit l'examen des lieux et l'examen primaire et donne la RCR, s'il y a lieu, jusqu'au retour de son collègue.

Effectuer un examen primaire et vérifier la respiration.

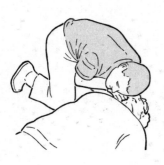

◆ Le 1er sauveteur (*ventilation*) utilise la méthode du renversement de la tête avec soulèvement du menton pour ouvrir les voies respiratoires de la victime. Il vérifie la respiration jusqu'à 10 secondes.

Pincer les narines et donner deux insufflations lentes.

◆ Le 1er sauveteur (*ventilation*) donne deux insufflations lentes en se rappelant :

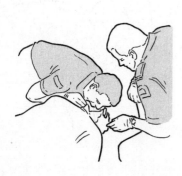

• de garder la tête de la victime inclinée vers l'arrière afin de garder les voies respiratoires ouvertes;

• d'assurer un contact étanche à la bouche et au nez;

• d'allouer 2 secondes à chaque insufflation;

• de regarder si la poitrine se soulève et s'abaisse entre chaque insufflation et de laisser les poumons se vider de l'air qui leur a été insufflé.

◆ Si la poitrine ne se soulève pas, remettre la tête de la victime en position et essayer à nouveau de lui ventiler les poumons.

2 (Suite)

Évaluez les signes de circulation jusqu'à 10 secondes.

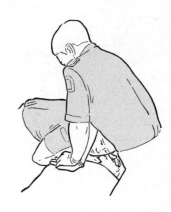

◆ Le 1er sauveteur (*ventilation*) vérifie la circulation jusqu'à 10 secondes.

◆ Le 2e sauveteur (*compression*) se place de l'autre côté de la victime et se prépare à administrer les compressions. Il doit :

  • trouver le point de repère de la façon appropriée;
  • placer correctement les mains sur le sternum;
  • être prêt à administrer des compressions thoraciques si le 1er sauveteur (*ventilation*) confirme l'abscence des signes de circulation.

◆ Pour que la RCR soit efficace, il faut que la victime soit allongée sur une surface plane et rigide.

Commencer les compressions – exécuter 4 cycles de 15 compressions et 2 insufflations (cela devrait prendre environ une minute).

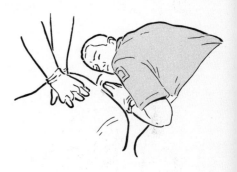

◆ Lorsque le 1er sauveteur (*ventilation*) détermine qu'il n'y a pas de signes de circulation, il dit : "Commence les compressions."

◆ Le 2e sauveteur (*compression)* commence les compressions en comptant à haute voix : " 1 et 2 et 3 et 4 et 5 ....et 15" de façon à exercer de 100 compressions à la minute.

◆ Il fait une pause après chaque séquence de 15 compressions afin de permettre au 1er sauveteur (*ventilation)* de donner 2 insufflations lentes. Le 2e sauveteur (*compression*) administre 15 autres compressions puis le 1er sauveteur (*ventilation*) donne 2 insufflations lentes. Poursuivre la RCR en exécutant des cycles de 15 compressions (à raison de 100 à la minute) et 2 insufflations pendant une minute – environ 4 cycles.

◆ Lors de chaque insufflation, le 2e sauveteur (*compression*) garde les mains en position sur la poitrine de la victime.

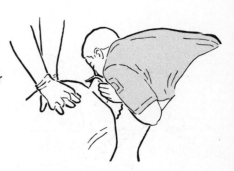

◆ Pendant les compressions, le 1er sauveteur (*ventilation*) vérifie le pouls carotidien afin d'évaluer l'efficacité des compressions. S'il n'y a pas de pulsations, le 2e sauveteur (*compression*) doit trouver le point de repère à nouveau.

2 (Suite)

Évaluez les signes de circulation

◆ Vérifier à nouveau les signes de circulation de la victime après lui avoir administré des insufflations et des compressions pendant une minute.

- Le 1er sauveteur (*ventilation*) dit à son coéquipier : "Arrête les compressions."
- Le 2e sauveteur (*compression)* cesse d'administrer des compressions, mais garde les mains en position.
- Le 1er sauveteur (*ventilation*) vérifie les signes de circulation pendant 10 secondes. Si les signes de circulation sont toujours absents, le 1er sauveteur (*ventilation*) dit : "Recommence les compressions."
- Le 2e sauveteur (*compression*) administre à nouveau les compressions.

◆ Poursuivre les cycles de 15 compressions et 2 insufflations. Vérifier à nouveau les signes de circulation à des intervalles de quelques minutes.

Exécuter la méthode du changement de position.

◆ Lorsque le 2e sauveteur (compression) désire changer de rôle, il donne 15 compressions et dit : "Changement après la prochaine insufflation."

◆ Après que le sauveteur responsable des ventilations a donné 2 insufflations, le 2e sauveteur (compression) prend place au niveau de la tête de la victime et assure maintenant la ventilation. Celui-ci vérifie à nouveau les signes de circulation pendant 10 secondes et le sauveteur responsable des compressions trouve le point de repère et met les mains correctement en position.

◆ S'il n'y a toujours pas de signes de circulation, le sauveteur chargé des ventilations dit à son coéquipier que les signes de circulation sont toujours absents. Le sauveteur chargé des compressions donne alors 15 compressions.

◆ Les deux sauveteurs continuent la RCR jusqu'à ce qu'il y ait reprise de signes de circulation, que les secours médicaux prennent la relève ou qu'ils soient trop fatigués pour poursuivre.

3

Répondez vrai **(V)** ou faux **(F)** à chacun des énoncés suivants.

☐ A. Le compresseur se charge d'aller appeler de l'aide s'il n'y a pas de passants.

☐ B. 4 cycles de 15 compressions/2 insufflations pour environ 1 minute.

☐ C. Le ventilateur demande pour le changement de position.

☐ D. La fréquence des compressions est de 80 à 100 compressions par minute.

4   La RCR à deux sauveteurs – la RCR est en cours

Lorsqu'une équipe de deux sauveteurs arrive sur les lieux où un sauveteur est en train d'administrer la RCR à une victime d'un arrêt cardiaque, les deux sauveteurs doivent prendre la relève en s'assurant qu'il n'y a pas interruption des soins. Procéder en suivant la séquence ci-dessous.

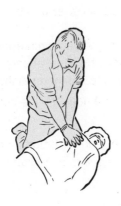 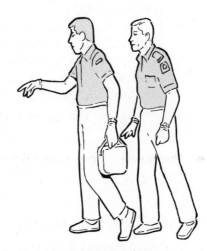

Appliquer les principes de la PCSU. Effectuer un examen des lieux.

◆   En arrivant sur les lieux, les sauveteurs indiquent qu'ils forment une équipe de deux sauveteurs et qu'ils sont prêts à prendre la relève. Ils doivent aussi établir si les secours médicaux ont été avisés.

◆   Après avoir terminé un cycle de 15 compressions et 2 insufflations, le sauveteur se retire et va appeler les secours médicaux, si cela n'a pas déjà été fait.

Effectuer un examen primaire et vérifier la respiration.

◆   Les deux sauveteurs prennent place. Le **1er sauveteur (*ventilation*)** renverse immédiatement la tête du sujet vers l'arrière et vérifie les signes de circulation jusqu'à 10 secondes. Au même moment, le **2e sauveteur (*compression*)** trouve le point de repère et met les mains correctement en position.

◆   S'il n'y a pas de signes de circulation, le **1er sauveteur (*ventilation*)** dit : Commence les compressions. Le **2e sauveteur (*compression*)** administre alors quinze compressions.

◆   Poursuivre la RCR à deux sauveteurs.

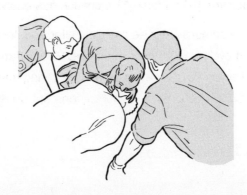

Remarques

· ·

L'EXAMEN SECONDAIRE

1

Après l'administration des premiers soins pour les urgences vitales, il est possible que vous ayez à procéder à un examen secondaire.

L'examen secondaire est la cueillette de renseignements "étape par étape" qui vise à vous aider à brosser un tableau complet de l'état de la victime.

Effectuez un examen secondaire lorsque :

◆ les secours médicaux sont retardés;

◆ la victime vous indique qu'elle souffre à plus d'un endroit;

◆ vous devez transporter la victime à l'hôpital.

L'examen secondaire comporte quatre étapes :

1. se renseigner sur l'histoire médicale de la victime;
2. vérifier les signes vitaux et noter vos observations;
3. effectuer une examen de la tête aux pieds;
4. donner les premiers soins pour les blessures et les maladies que vous avez détectées.

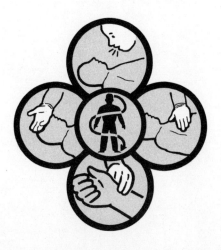

2   Histoire Médicale

En établissant l'histoire de la maladie ou les blessures de la victime, vous cherchez à recueillir tous les renseignements importants relatifs à l'état de cette dernière.

Une bonne façon de s'assurer d'obtenir cette information est d'utiliser l'acronyme **SAMMDE** comme aide-mémoire. Chacune des lettres de l'acronyme représente une partie de l'anamnèse :

S = symptômes
A = allergies
M = médicaments
M = maladies antérieures et histoire actuelle
D = dernier repas
E = événements précédant l'incident

◆   Demandez à la **victime consciente** comment elle se sent. Laissez-vous guider par les symptômes dont se plaint la victime.

◆   Si la victime est **inconsciente**, **renseignez-vous** sur cette dernière et sur la situation **auprès de parents ou de passants**.

Vérifiez si la victime porte un **article d'alerte médicale** (*voir prochaine page*) au cou, au poignet ou à la cheville.

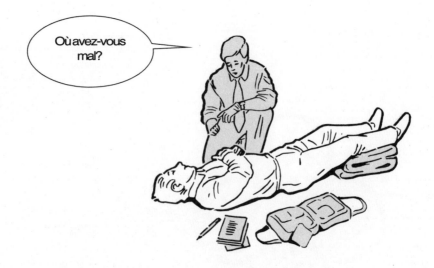

Où avez-vous mal?

Renseignements d'alerte médicale

. . . .

3

Un article **d'alerte médicale**, tel un bracelet, un pendentif, un anneau de cheville ou une carte de poche, contient de précieux renseignements concernant l'histoire médicale d'une victime. Parfois, cette information se trouve dans un contenant étiqueté, logé sur la tablette supérieure du **réfrigérateur de la victime**. Vous trouverez des directives sur la porte du réfrigérateur.

L'examen d'une victime **inconsciente** doit inclure la **recherche de renseignements d'alerte médicale**. L'information ainsi recueillie peut vous aider à évaluer l'état de la victime et à donner les premiers soins appropriés. Certains articles d'alerte médicale vous donneront un numéro de téléphone que vous pouvez composer afin d'obtenir de plus amples renseignements au sujet de la victime.

Un article d'alerte médicale peut **vous indiquer** que la personne porteuse de cette identification –

◆ souffre d'un **trouble médical** nécessitant un traitement particulier
   ou

◆ souffre **d'allergies**, p. ex., médicaments, aliments, piqûres d'insectes et plantes.

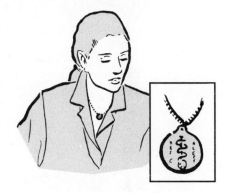

Pendentif d'alerte médicale

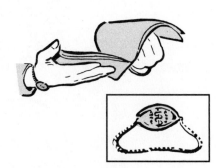

Bracelet d'alerte médicale

. . . .

4

Répondez vrai (**V**) ou faux (**F**) à chacun des énoncés suivants.

☐ A. Un article d'alerte médicale peut vous fournir des renseignements importants qui peuvent influer sur l'état de la victime.

☐ B. Une personne dont le bras est enflé et qui éprouve de la difficulté à respirer après avoir été piquée par une abeille peut être porteuse d'un bijou d'alerte médicale.

☐ C. Un article d'alerte médicale vous donne l'âge de la victime.

☐ D. Vous devez aussi rechercher des renseignements d'alerte médicale sur une victime consciente.

A.V B.V C.F D.F

3

Signes vitaux

Les **signes vitaux** fournissent de précieuses indications de l'état de la victime. On traitera ici des quatre signes vitaux suivants :

1. degré de conscience
2. respiration
3. pouls
4. état de la peau

Vérifiez les signes vitaux et consignez les résultats afin de vous y référer lors des examens de contrôle ultérieurs.

Degrés de conscience		
Lorsqu'une personne est **consciente**	Lorsqu'une personne est **semi-consciente**	Lorsqu'une personne est **inconsciente**

Réaction des yeux

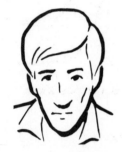

ses yeux s'ouvrent spontanément

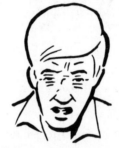

ses yeux s'ouvrent en réaction à la voix ou à la douleur

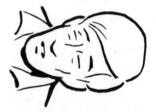

ses yeux ne s'ouvrent pas

Réaction verbale

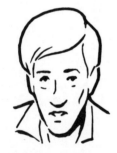

elle est lucide et vigilante

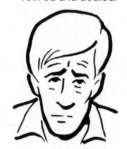

elle est confuse et ses paroles sont insensées

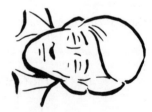

elle n'est pas consciente de ce qui se passe autour d'elle

Réaction motrice

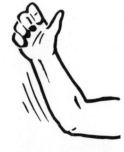

elle obéit aux ordres

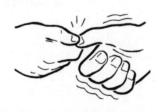

elle réagit à la douleur

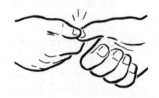

elle ne réagit pas à la douleur

Toute blessure ou maladie grave peut influer sur le degré de conscience.

Degrés de conscience (suite)

Reportez-vous au tableau à la page 10 - 4.

Comment évaluer le degré de conscience

(Échelle de coma Glasgow modifiée)

Vous évaluez le degré de conscience d'une personne en fonction de trois réactions :

1. **Réaction des yeux**	2. **Réaction verbale**	3. **Réaction motrice**
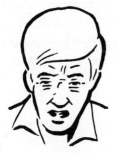	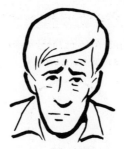	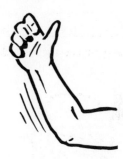
"Ouvrez les yeux."	"Quelle heure est-il?"	"Bougez les doigts."

Toute fluctuation du degré de conscience doit être observée et notée.

6

Associez l'état des victimes suivantes au degré de conscience qui convient.

Degré de conscience

victime

☐ A. Une femme est étendue sur le pavé. Elle ouvre les yeux lorsque vous lui adressez la parole mais est incapable de vous dire son nom et où elle habite.

☐ B. Un enfant est tombé de bicyclette. Comme vous vous approchez, il commence à pleurer et essaie de saisir sa bicyclette.

☐ C. Vous trouvez un homme inerte sur le sol; vous lui parlez à voix forte et lui secouez les épaules mais il ne répond pas à vos questions et ses yeux restent fermés.

1. Conscience
2. Semi-conscience
3. Inconscience

A.2 B.1 C.3

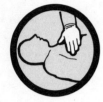

7

Comment évaluer la respiration

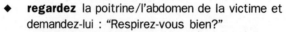

Si la victime est **consciente** :

◆ **regardez** la poitrine/l'abdomen de la victime et demandez-lui : "Respirez-vous bien?"

◆ **écoutez** la réponse de la victime et **notez** la qualité (fréquence, rythme et amplitude) de la respiration.

Si la victime a de la difficulté à répondre, ne peut pas répondre ou est **inconsciente** :

◆ **placez** une main sur la poitrine de la victime et

◆ **vérifiez la fréquence, le rythme et l'amplitude de la respiration.**

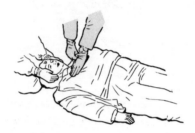

Une respiration normale et efficace est silencieuse, facile et soutenue. Vérifiez :

◆ la **fréquence respiratoire** – le nombre de cycles de respiration par minute se situe-t-il dans la moyenne?

◆ le **rythme respiratoire** – les pauses entre les inspirations sont-elles de la même durée?

◆ l'**amplitude respiratoire** – la respiration est-elle superficielle, trop profonde ou haletante et bruyante?

Le tableau ci-dessous indique la fréquence respiratoire chez les différents groupes d'âge. Si la respiration d'une victime est trop lente ou trop rapide, aidez à la respiration en pratiquant la respiration artificielle; voir page 3 - 7 du cahier d'activités.

Fréquence respiratoire – nombre de respirations par minute			
groupe d'âge	**moyenne**	**trop lente**	**trop rapide**
adulte (8 ans et plus)	10 à 20	moins de 10	plus de 30
enfant (1 à 8 ans)	20 à 30	moins de 15	plus de 40
bébé (moins d'un an)	30 à 50	moins de 25	plus de 60

8

Comment évaluer le pouls

Le **pouls** se définit comme une vague de pression que l'on perçoit à chaque battement du cœur à différents endroits du corps. En prenant le pouls, vous vérifiez si le cœur bat et si le sang circule dans toutes les parties de l'organisme.

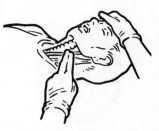

Le pouls carotidien

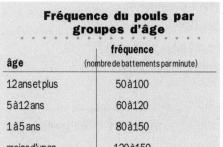

Fréquence du pouls par groupes d'âge	
âge	**fréquence** (nombre de battements par minute)
12 ans et plus	50 à 100
5 à 12 ans	60 à 120
1 à 5 ans	80 à 150
moins d'un an	120 à 150

Lorsque vous évaluez le pouls, notez :

◆ la **fréquence** – combien de fois le cœur bat-il dans une minute?

◆ le **rythme** – les pauses entre les pulsations sont-elles régulières?

◆ l'**intensité** – les pulsations sont-elles bien frappées ou faibles?

Ne vous servez pas de votre pouce pour prendre le pouls – celui-ci étant doté d'une artère, vous risqueriez de compter vos propres pulsations.

Chez l'adulte en santé et au repos, le pouls varie entre 50 et 100 pulsations par minute, la **moyenne étant d'environ 72**. Il est bien frappé et régulier.

Comment déterminer la fréquence de votre pouls	
1. Prenez votre pouls.	
2. Comptez les pulsations pendant 30 secondes.	
3. Multipliez par 2.	x 2
4. La **fréquence de votre pouls** est de	

Fréquence normale du pouls chez un adulte au repos
(battements par minute)

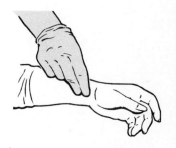

Le pouls radial

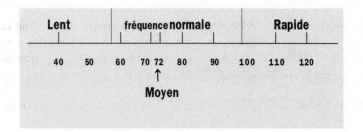

La fréquence de votre pouls est-elle **normale** pour un adulte?

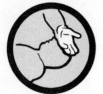

9

État et température de la peau

L'état de choc entraîne une modification de l'état et de la température de la peau. Vérifier l'état et la température de la peau vous aidera à déterminer si une personne est en état de choc.

Comment évaluer l'état de la peau

◆ vérifiez la couleur de la peau –

❖ est-elle pâle, rougeâtre ou bleuâtre?

◆ vérifiez si la personne est en sueurs –

❖ la peau est-elle moite ou sèche?

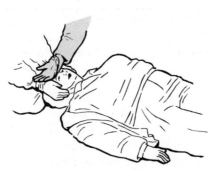
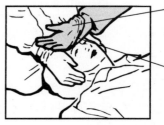

placez le dos de la main sur le front, le cou ou la joue de la personne

enlevez votre gant, si nécessaire, afin de sentir toute fluctuation de la température

Comment évaluer la température de la peau

◆ utilisez le dos de la main en raison de sa grande sensibilité –

❖ la peau est-elle chaude ou fraîche?

❖ la peau est-elle sèche ou humide?

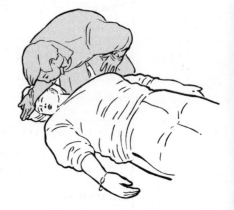

10

Pour compléter l'examen secondaire, effectuez un examen de la tête aux pieds et prodiguez les premiers soins pour toutes blessures d'ordre secondaire.

Modèle de formulaire de rapport de premiers soins

11

Rapport de premiers soins

Date _____

Endroit _____

Secouriste

Nom _____

Adresse _____

Ville _____

Province _____ Code postal _____

Nº de téléphone _____

Victime

Nom _____

Adresse _____

Ville _____

Province _____ Code postal _____

Nº de téléphone _____

☐ Homme ☐ Femme Âge (approx.) ____

Examen des lieux

Type d'incident _____

Nombre de victimes _____
(utiliser un formulaire pour chacune des victimes)

Faculté de réponse de la victime
☐ réagit ☐ ne réagit pas

Examen primaire

Voies respiratoires
☐ dégagées
☐ partiellement obstruées
☐ complètement obstruées

Respiration
☐ oui....☐ efficace ☐ inefficace
☐ non

Circulation
Pouls ☐ oui ☐ non
Hémorragie grave ☐ oui ☐ non
État de choc ☐ oui ☐ non

Examen secondaire

Histoire médicale de la victime
Symptômes _____

_____

Allergies _____

Médicaments _____

Maladies antérieures et actuelles_____

_____

Dernier repas_____

Événements précédant l'incident _____

_____

Signes vitaux
Heure de l'évaluation ___ ___ ___
Degré de conscience ___ ___ ___
Fréquence respiratoire ___ ___ ___
Rythme respiratoire ___ ___ ___
Amplitude respiratoire ___ ___ ___
Fréquence des pulsations ___ ___ ___
État et température de la peau ___ ___ ___

Examen de la tête aux pieds
Tête _____
Cou _____
Clavicules_____
Épaules/bras/mains_____
Poitrine et haut du dos_____
Abdomen et bas du dos_____
Bassin et fesses_____
Jambes/chevilles/pieds _____

Nature des premiers soins dispensés

_____
_____
_____
_____

Prise en charge par les secours médicaux

_____
_____
_____
_____

Remarques

· ·

EXERCICE 11

6 minutes

LES BLESSURES AUX OS ET AUX ARTICULATIONS

— MEMBRES SUPÉRIEURS; ÉLONGATIONS MUSCULAIRES

Les fractures

1

Une connaissance de base de la structure des membres supérieurs vous aidera à donner les premiers soins en cas de blessures à ces parties du corps.

Toute cassure ou fêlure d'un os est appelée **fracture**.

Une fracture est soit **fermée** ou **ouverte**.

◆ **Fracture fermée** – **la peau** dans la région de la fracture **n'est pas déchirée**;

◆ **Fracture ouverte** – **la peau** dans la région de la fracture **est déchirée** et **il peut y avoir protubérance des extrémités osseuses**.

La cause / le mécanisme causal de la blessure à l'origine d'une fracture aux membres supérieurs peut être :

◆ une **force directe**, p. ex., un dur coup ou un coup de pied;

◆ une **force indirecte**, p. ex., l'os se casse à quelque distance du point d'impact;

◆ une **torsion**, p. ex., la rotation anormale de l'articulation de l'épaule ou du poignet.

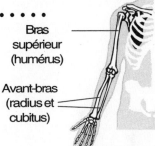

Bras supérieur (humérus)

Avant-bras (radius et cubitus)

Bras supérieur

2

Répondez vrai (**V**) ou faux (**F**) à chacun des énoncés suivants.

☐ A. Un os long sépare l'épaule du coude.

☐ B. Deux os longs séparent le coude du poignet.

☐ C. Une fêlure d'un os accompagnée d'enflure au siège de la blessure est appelée fracture ouverte.

☐ D. Une fracture accompagnée d'une plaie qui saigne au siège de la blessure est appelée fracture fermée.

☐ E. Une fracture de la clavicule peut être causée par la force indirecte exercée par la chute sur le bras tendu.

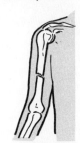

Fracture fermée

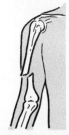

Fracture ouverte

A.V B.V C.F D.F E.V

Les blessures aux articulations

· ·

3

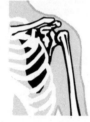

Os

Ligaments

Articulation avec tissu de soutien (ligaments)

Une **articulation** est formée par la jonction de deux ou de plusieurs os. Les articulations permettent certains mouvements. Les os qui forment une articulation sont maintenus en place au moyen de tissus de soutien appelés **ligaments.**

Les articulations principales du membre supérieur sont situées au niveau :

◆ de l'épaule
◆ du coude
◆ du poignet

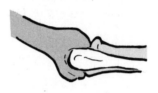
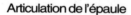
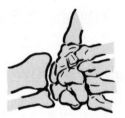

Articulation de l'épaule   Articulation du coude   Articulation du poignet

Les blessures aux articulations surviennent quand les os et les tissus environnants sont forcés au-delà de leur possibilité normale de mouvement.

Deux types de blessures courantes aux articulations sont les **entorses** et les **luxations** :

◆ **entorse** – déchirement ou étirement partiels ou complets des ligaments qui entourent l'articulation
◆ **luxation** – déplacement d'une ou de plusieurs extrémités osseuses d'une articulation de façon que celles-ci ne sont plus en contact normal.

· ·

4

Répondez vrai (**V**) ou faux (**F**) à chacun des énoncés suivants.

☐ A. L'articulation est le point où se fait la jonction de deux ou de plusieurs os.

☐ B. Les tissus qui entourent les os d'une articulation en empêchent le mouvement.

☐ C. Il y a entorse quand les tissus de soutien près de l'articulation sont trop étirés ou endommagés.

☐ D. Il y a luxation quand les os de l'articulation sont poussés au-delà de leur position normale.

Signes et symptômes généraux

· ·

5

La plupart des blessures aux os et aux articulations se reconnaissent aux signes et symptômes ci-dessous.

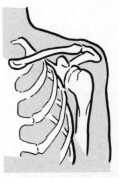

Épaule luxée

Signes :

◆ enflure et couleur anormale de la peau

◆ déformation et irrégularité

◆ protubérance d'extrémités osseuses

◆ incapacité fonctionnelle du membre

◆ défense et tension musculaires dans la région de la blessure

◆ grincement causé par le frottement d'extrémités osseuses

◆ état de choc, grandissant selon la gravité de la blessure

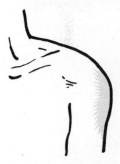

Déformation et enflure de l'épaule

Symptômes :

◆ douleur plus aiguë s'il y a mouvement

◆ sensibilité au toucher

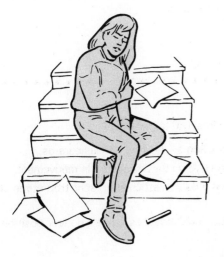

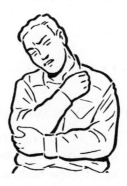

Luxation de l'épaule

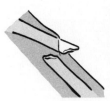

Fracture ouverte de l'humérus

Principes de secourisme

6

Les **premiers soins** en cas de blessures aux os et aux articulations ont pour **objet** :

◆ d'empêcher que la blessure s'aggrave et de réduire la douleur.

Les principes de secourisme que l'on doit observer sont les suivants :

◆ effectuer un examen des lieux;

◆ effectuer un examen primaire de la victime et donner les premiers soins pour les blessures pouvant mettre la vie de cette dernière en danger;

◆ traiter la blessure sur les lieux de l'incident, si possible;

◆ enrayer le saignement des plaies ouvertes, s'il y a lieu;

◆ si les secours médicaux sont tout près des lieux, **soutenir la partie blessée et la maintenir immobile** dans la position la plus confortable pour la victime;

◆ appliquer une compresse froide, un enveloppement froid ou un sac de glace enveloppés dans un linge sur toutes fractures ou blessures fermées afin de réduire la douleur et contenir l'enflure (application pendant 15 minutes - interruption pendant 15 minutes, puis reprise du traitement);

◆ exercer une légère pression ou compression au moyen d'un bandage de manière à réduire l'enflure **d'une entorse;**

◆ élever la partie blessée, si possible;

◆ surveiller la victime attentivement afin de déceler tout changement dans son état;

◆ rassurer la victime;

◆ ne rien donner à boire ou à manger à la victime;

◆ poursuivre les soins jusqu'à ce que les secours prennent la relève.

En cas de fracture fermée, d'entorse ou de luxation, installer la victime dans la position la plus confortable possible. Garder en mémoire les points suivants :

◆ *repos*

◆ *glace*

◆ *compression/ bandage*

◆ *élévation*

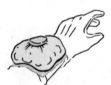

Remarque : Les fractures, les luxations et les entorses doivent être immobilisées avant que la victime ne soit déplacée, sauf si celle-ci est exposée à un danger immédiat.

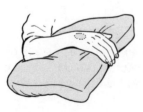

Position de confort

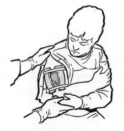

Exposer et bander la blessure

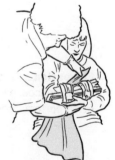

Poser une attelle

Les élongations musculaires

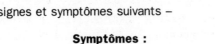

9

L'élongation musculaire survient lorsqu'un muscle est forcé au-delà de ses possibilités normales de mouvement.

La cause/le mécanisme causal de la blessure à l'origine de l'élongation peut être :

◆ la torsion ou l'étirement soudain d'un muscle

◆ des mouvements qui contreviennent aux principes de la mécanique corporelle

◆ un manque de réchauffement avant l'activité physique

◆ une utilisation excessive et répétée pendant une longue période

L'élongation se reconnaît aux signes et symptômes suivants –

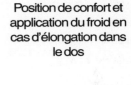

Position de confort et application du froid en cas d'élongation dans le dos

Signes :

◆ enflure du muscle

◆ couleur anormale

Symptômes :

◆ douleurs vives et soudaines

◆ crampes violentes

◆ raideur

Les signes et symptômes peuvent se manifester à retardement.

Pour traiter une élongation :

◆ placer la victime dans la position la plus confortable possible;

◆ appliquer du froid pendant 15 minutes puis interrompre le traitement pendant 15 autres minutes et répéter pour aider à détendre le spasme musculaire, réduire la douleur et prévenir une plus grande inflammation des tissus;

◆ adresser la victime à des secours médicaux.

Microtraumatisme répété est le terme utilisé pour désigner plusieurs types de blessures dont celles au dos et aux articulations, l'épicondylite des joueurs de tennis ("tennis elbow") et la bursite. Le microtraumatisme répété est causé par une utilisation excessive et prolongée de certaines articulations et de certains muscles et tissus de soutien.

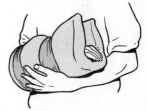

Points à retenir :

repos
glace
compression/
bandage
élévation

Pour traiter un microtraumatisme répété :

◆ placer la victime dans la position la plus confortable possible;

◆ penser aux points suivants – repos, glace, compression et élévation;

◆ adresser la victime à des secours médicaux.

Prévention : On peut prévenir les microtraumatismes répétés en faisant des pauses et des exercices, en exécutant des techniques de relaxation, en adoptant une bonne attitude et en portant l'équipement de protection personnel (supports pour le dos/le poignet).

Remarques

· ·

LES BLESSURES AUX OS ET AUX ARTICULATIONS

— MEMBRES INFÉRIEURS

Les fractures

. . . .

1

Une connaissance de base de la structure des membres inférieurs vous aidera à donner les premiers soins en cas de blessures à ces parties du corps.

Toute cassure ou fêlure d'un os est appelée **fracture**.

Une fracture est soit **fermée** ou **ouverte**.

◆ **Fracture fermée – la peau** dans la région de la fracture **n'est pas déchirée**.

◆ **Fracture ouverte – la peau** dans la région de la fracture **est déchirée** et **il peut y avoir protubérance des extrémités osseuses**.

La cause/le mécanisme causal de la blessure à l'origine d'une fracture aux membres inférieurs peut être :

◆ une **force directe**, p. ex., une grande force, un dur coup ou une chute, particulièrement chez les personnes âgées;

◆ une **force indirecte**, p. ex., une fracture de la hanche causée par le choc violent des genoux sur le tableau de bord d'une automobile; fracture de la rotule due à une contraction musculaire violente ;

◆ une **torsion**, p. ex., la rotation anormale de l'articulation du genou ou de la cheville – survient lors d'incidents de ski ou de football.

. . . .

2

Répondez vrai (**V**) ou faux (**F**) à chacun des énoncés suivants.

☐ A. Un os long sépare la hanche du genou

☐ B. Deux os longs séparent le genou de la cheville.

☐ C. Une fêlure d'un os accompagnée d'enflure au siège de la blessure est appelée fracture ouverte.

☐ D. Une fracture de laquelle une extrémité osseuse fait saillie est appelée fracture fermée.

☐ E. L'os de la cuisse peut se briser à n'importe quel niveau.

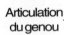

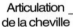

Articulation de la hanche

Jambe supérieure (fémur)

Articulation du genou

Jambe inférieure

Articulation de la cheville

Membre inférieur

Fracture fermée de la jambe supérieure (fémur)

Fracture ouverte de la jambe inférieure (tibia)

A.V B.V C.F D.F E.V

Les blessures aux articulations

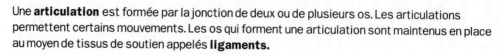

3

Une **articulation** est formée par la jonction de deux ou de plusieurs os. Les articulations permettent certains mouvements. Les os qui forment une articulation sont maintenus en place au moyen de tissus de soutien appelés **ligaments.**

Les articulations principales du membre inférieur sont situées au niveau :

- de la hanche
- du genou
- de la cheville

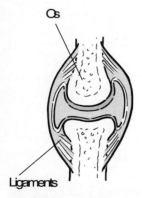

Os

Ligaments

Articulation avec tissu de soutien
(ligaments)

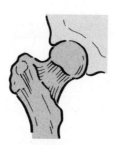

Articulation de la
hanche

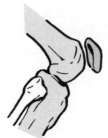

Articulation du
genou

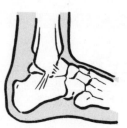

Articulation de
la cheville

Deux types de blessures courantes aux articulations sont les **entorses** et les **luxations** :

- **entorse** – déchirement ou étirement partiels ou complets des ligaments qui entourent l'articulation
- **luxation** – déplacement d'une ou de plusieurs extrémités osseuses d'une articulation de façon que celles-ci ne sont plus en contact normal

4

Répondez vrai (**V**) ou faux (**F**) à chacun des énoncés suivants.

- A. L'articulation est le point où se fait la jonction de deux ou de plusieurs os.
- B. Les tissus qui entourent les os d'une articulation en empêchent le mouvement.
- C. Il y a entorse quand les tissus de soutien près de l'articulation sont trop étirés ou endommagés.
- D. Il y a luxation quand les os de l'articulation sont poussés au-delà de leur position normale.

Signes et symptômes généraux

• •

5

La plupart des blessures aux os et aux articulations se reconnaissent aux signes et symptômes ci-dessous.

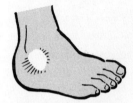

Signes :

◆ enflure et couleur anormale de la peau

◆ déformation et irrégularité

◆ protubérance d'extrémités osseuses

◆ incapacité fonctionnelle du membre

◆ défense et tension musculaires dans la région de la blessure

◆ grincement causé par le frottement d'extrémités osseuses

◆ état de choc, grandissant selon la gravité de la blessure

Entorse de la cheville accompagnée de déformation et d'enflure

Symptômes :

◆ douleur plus aiguë s'il y a mouvement

◆ sensibilité au toucher

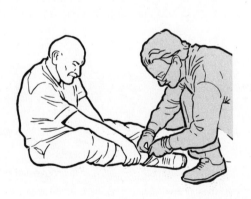

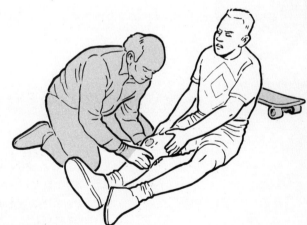

Évaluer la gravité de la blessure

Principes de secourisme

6

Les **premiers soins** en cas de blessures aux os et aux articulations ont pour **objet** :

◆ d'empêcher que la blessure s'aggrave et de réduire la douleur.

Les principes de secourisme que l'on doit observer sont les suivants :

◆ effectuer un examen des lieux;

◆ effectuer un examen primaire de la victime et donner les premiers soins pour les blessures pouvant mettre la vie de cette dernière en danger;

◆ traiter la blessure sur les lieux de l'incident, si possible;

◆ enrayer le saignement des plaies ouvertes, s'il y a lieu;

◆ si les secours médicaux sont tout près des lieux, **soutenir la partie blessée et la maintenir immobile** dans la position la plus confortable pour la victime;

◆ appliquer une compresse froide, un enveloppement froid ou un sac de glace enveloppés dans un linge sur toutes fractures ou blessures fermées afin de réduire la douleur et contenir l'enflure (application pendant 15 minutes - interruption pendant 15 minutes, puis reprise du traitement);

◆ exercer une légère pression ou compression à une entorse au moyen d'un bandage;

◆ élever la partie blessée, si possible;

◆ surveiller la victime attentivement afin de déceler tout changement dans son état;

◆ rassurer la victime;

◆ ne rien donner à boire ou à manger à la victime;

◆ poursuivre les soins jusqu'à ce que les secours prennent la relève.

En cas de fracture fermée, d'entorse ou de luxation, installer la victime dans la position la plus confortable possible. Garder en mémoire les points suivants :

◆ *repos*

◆ *glace*

◆ *compression/ bandage*

◆ *élévation*

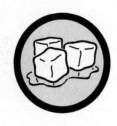

Remarque : ◆ Les fractures, les luxations et les entorses doivent être immobilisées avant que la victime ne soit déplacée, sauf si celle-ci est exposée à un danger immédiat.

◆ Immobiliser le membre dans la position qui offre le plus de confort à la victime. C'est habituellement la position dans laquelle on l'a trouvée.

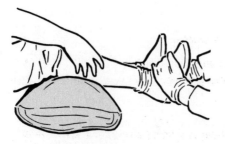

Soutien manuel

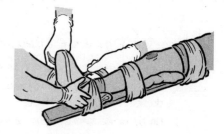

Immobilise avec une attelle

Principes d'immobilisation

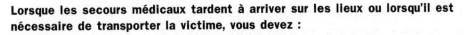

7

On doit immobiliser les os fracturés et les articulations blessées de manière à prévenir d'autres blessures et à réduire au minimum la douleur.

Lorsque les secours médicaux se trouvent à courte distance du lieu de l'incident, vous devez :

◆ soutenir le membre atteint et le maintenir immobile à l'aide de vos mains jusqu'à l'arrivée des secours médicaux.

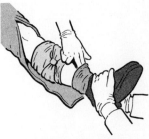

Vérifier la circulation

Lorsque les secours médicaux tardent à arriver sur les lieux ou lorsqu'il est nécessaire de transporter la victime, vous devez :

◆ immobiliser la partie blessée afin de l'empêcher de bouger au moyen :
  ❖ d'attelles
  ❖ d'écharpes (pour les membres supérieurs)
  ❖ de bandes

Les **attelles** peuvent être **vendues dans le commerce** ou **improvisées**. Une partie indemne du corps peut même servir d'attelle – jambe, flanc, par exemple.

Une bonne attelle doit être :

◆ assez rigide pour soutenir le membre blessé;

◆ assez longue :

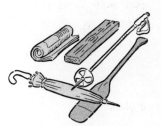

Attelles improvisées

  ❖ pour dépasser les articulations qui encadrent le siège de la fracture, en cas de fracture située entre deux articulations;
  ❖ pour immobiliser la partie atteinte en cas de blessure à une articulation;

◆ assez large et suffisamment rembourrée pour être confortable.

Lorsqu'on doit immobiliser une blessure, observer les principes de base suivants :

◆ ne poser aucun geste qui intensifiera la douleur;

◆ immobiliser la région atteinte dans la position la plus confortable possible;

◆ vérifier la circulation en aval de la blessure avant et après l'immobilisation.

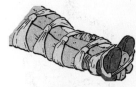

Attelle

8

Répondez vrai (**V**) ou faux (**F**) à chacun des énoncés suivants.

☐ A. Les parties intactes du corps n'offrent pas un support adéquat aux os fracturés.

☐ B. En cas de fracture de la jambe inférieure, l'attelle doit être assez longue pour aller du talon au-delà du genou.

☐ C. Un bâton de hockey peut servir d'attelle.

☐ D. Si l'ambulance doit bientôt arriver, il faut aider la victime à maintenir immobile sa jambe fracturée.

☐ E. Une cuisse fracturée doit être gardée dans l'alignement du corps et maintenue immobile jusqu'à l'a mise en attelle.

A.F B.V C.V D.V E.V

Remarques

· ·

LES BLESSURES À LA TÊTE, À LA COLONNE VERTÉBRALE ET AU BASSIN

Introduction aux blessures à la tête, à la colonne vertébrale et au bassin

1

Une connaissance de base des structures de la **tête**, de la **colonne vertébrale** et du **bassin** et de la **relation entre chacune d'elles** vous aidera à comprendre comment une blessure à une partie peut avoir des conséquences sur une autre partie. Cela vous aidera également à donner les premiers soins appropriés.

Les **blessures à la tête, à la colonne vertébrale et au bassin** sont toujours graves étant donné les **possibilités de troubles au système nerveux.**

Le système nerveux se compose :

◆ du cerveau

◆ de la moelle épinière

◆ des nerfs.

Ces tissus délicats sont protégés par :

◆ le crâne

◆ la colonne vertébrale.

Toutes les fonctions du corps sont régies par le système nerveux. Le bassin est une structure osseuse en forme de cuvette jointe à la base de la colonne vertébrale.

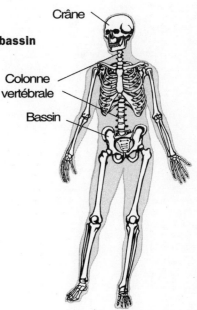

Crâne

Colonne vertébrale

Bassin

Squelette en entier

Quand faut-il soupçonner la présence de blessures à la tête ou à la colonne vertébrale?

2

Les **circonstances de l'incident** et le **mécanisme causal de la blessure** sont les **premiers indices** d'une blessure à la tête ou à la colonne vertébrale.

On doit soupçonner la présence d'une blessure à la tête ou à la colonne vertébrale lorsque le sujet :

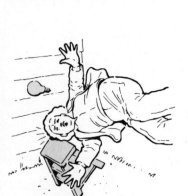

- ◆ a fait une chute d'une hauteur ou dans les escaliers;
- ◆ a été victime d'une collision;
- ◆ a reçu un rude coup à la tête, à la colonne vertébrale ou au bassin;
- ◆ a du sang ou du liquide couleur paille qui s'écoule du nez ou des oreilles;
- ◆ est trouvé inconscient et que l'on ne connaît pas les circonstances de l'incident.

Les **blessures** qui sont souvent **associées** aux **blessures à la tête** sont les **blessures au cou et à la colonne vertébrale**.

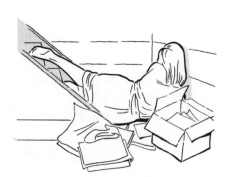
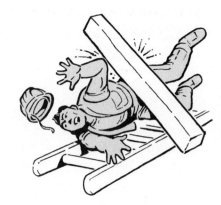

Mécanismes causaux de blessures

3

Dans quelles situations devez-vous soupçonner une blessure à la tête ou à la colonne vertébrale?

Cochez ☑ les bonnes réponses.

- ☐ A. Un garçon se cogne la tête en plongeant dans une piscine peu profonde.
- ☐ B. Une jeune personne est trouvée inconsciente dans son lit, une bouteille de somnifères vide sur le plancher.
- ☐ C. Une lourde caisse de bois tombe d'un monte-charge et frappe un travailleur au dos.
- ☐ D. Lors d'une collision, les genoux d'une personne heurtent le tableau de bord avec une grande force.

A C

Comment reconnaître les blessures à la tête et à la colonne vertébrale

● ●

4

Vous pouvez reconnaître une blessure à la tête ou à la colonne vertébrale en vous fondant sur les **signes et symptômes** suivants :

Signes :

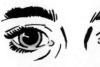

◆ modification du degré de conscience
◆ pupilles inégales
◆ perte de mobilité d'une partie du corps
◆ bosses inhabituelles sur la tête ou la colonne vertébrale
◆ contusions à la tête, particulièrement autour des yeux et derrière les oreilles
◆ écoulement de sang ou de liquide couleur paille des oreilles ou du nez
◆ vomissements

Pupilles inégales

Symptômes :

◆ douleur vive ou forte pression à la tête, au cou ou au dos
◆ picotements ou perte de sensation au niveau des doigts ou des orteils
◆ nausées
◆ maux de tête

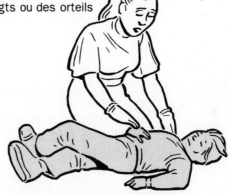

Vérifier si la victime présente des signes d'une blessure à la colonne vertébrale

● ●

5

Lesquels des signes et symptômes suivants peuvent vous indiquer que le sujet que vous examinez souffre d'une blessure à la tête ou à la colonne vertébrale? Cochez ☑ les bonnes réponses.

Le sujet :

☐ A. a une grosse bosse sur la région osseuse derrière la tête.

☐ B. sent qu'on lui serre la main.

☐ C. peut fermer la main et remuer ses orteils lorsqu'on le lui demande.

☐ D. ressent un picotement dans les mains et les pieds.

☐ E. ne sait pas ce qui s'est produit et a envie de vomir.

☐ F. a du liquide de couleur jaunâtre qui s'écoule du nez et des oreilles.

A D E F

Principes de secourisme pour les blessures à la tête et à la colonne vertébrale

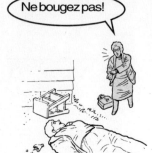

Ne bougez pas!

6

Le fait de déplacer une personne blessée à la tête ou au cou peut entraîner l'invalidité voire même la mort.

- ◆ Effectuez un examen des lieux.
- ◆ Lorsque le **mécanisme causal de la blessure** indique une blessure possible à la tête ou à la colonne vertébrale, dites à la victime de **NE PAS BOUGER**.
- ◆ Offrez votre aide et obtenez la permission de donner des soins de la victime consciente.
- ◆ **Envoyez chercher** des secours médicaux **immédiatement**.

Est-ce que ça va?

> *Des soins médicaux avancés administrés dans l'heure qui suit l'incident peuvent souvent éviter que des blessures à la colonne vertébrale n'entraînent des lésions permanentes.*

Soutenir fermement la tête et le cou de la victime dans la position dans laquelle on l'a trouvée

- ◆ **Soutenez** la tête et le cou de la victime et **maintenez-les immobiles** dans la position dans laquelle vous l'avez trouvée.
- ◆ Évaluez la faculté de réponse de la victime.
- ◆ Vérifiez les voies respiratoires et la respiration.
- ◆ Si un passant est présent, montrez-lui comment soutenir la tête et le cou de la victime et les maintenir immobiles.
- ◆ Si vous êtes seul, **rappelez à la victime de ne pas bouger**.
- ◆ Continuez votre examen primaire de la victime.
- ◆ Donnez les premiers soins pour les urgences vitales.
- ◆ Poursuivez les soins.

Empêchez la tête de bouger, et si jamais vous avez les bras fatigués, dites-le moi.

Continuez de soutenir des mains la tête et le cou de la victime dans la position dans laquelle vous l'avez trouvée jusqu'à l'arrivée des secours médicaux.

Appuyer solidement les coudes sur les cuisses ou sur le sol

7

Maintenir les voies respiratoires ouvertes

La **priorité en matière de premiers soins** est de maintenir l'ouverture des voies respiratoires et la respiration.

Si la victime ne respire pas :

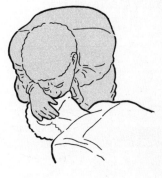

- **ouvrez-lui** les voies respiratoires en utilisant la méthode du **déplacement de la mâchoire en avant sans renversement de la tête**; cela permet d'ouvrir les voies respiratoires sans bouger la tête ou le cou du sujet;
- donnez la respiration artificielle;
- scellez de votre joue le nez de la victime, si vous ne portez pas de masque;
- surveillez attentivement la respiration.

Si la victime commence à **vomir** :

- **soutenez la tête et le cou et maintenez-les immobiles**;
- **tournez-la d'un seul bloc** sur le côté, en limitant le plus possible les mouvements de la tête et de la colonne vertébrale;
- nettoyez rapidement la bouche;
- remettez la victime en position en **soutenant la tête et le cou en tout temps;**
- vérifiez à nouveau la respiration et la circulation;
- donnez des insufflations, s'il y a lieu;
- poursuivez les soins jusqu'à l'arrivée des secours médicaux;
- **continuez de soutenir la tête et le cou de la victime** à l'aide de vos mains jusqu'à ce que les secours médicaux prennent la relève.

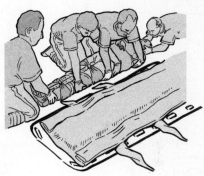

8

Complétez les phrases ci-dessous en cochant ☑ l'énoncé qui convient.

Lorsque vous donnez la respiration artificielle à une victime chez qui vous soupçonnez une blessure au cou –

A. la tête et le cou :

- [ ] 1. doivent être inclinés en arrière.
- [ ] 2. doivent être inclinés en avant.
- [ ] 3. ne doivent pas être inclinés.

B. et qu'elle commence à vomir, vous devez :

- [ ] 1. la faire pivoter sur le côté, en gardant la tête et le cou dans la même position que le reste du corps.
- [ ] 2. lui tourner rapidement la tête sur le côté.
- [ ] 3. la laisser allongée sur le dos et essayer de lui nettoyer la bouche.

A.3 B.1

Saignement d'une plaie au cuir chevelu

9

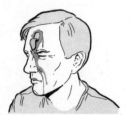

Un **saignement du cuir chevelu** peut être sérieux même si la plaie est superficielle. Toute plaie au cuir chevelu, selon le mécanisme causal de la blessure, peut être l'indice d'une grave blessure à la tête qui peut entraîner une perte de conscience et des difficultés respiratoires. Si vous soupçonnez une blessure à la tête ou à la colonne vertébrale, dites à la victime de ne pas bouger. Si un passant est présent, demandez-lui de soutenir la tête et le cou de la victime et de les maintenir immobiles dans la position dans laquelle vous l'avez trouvée.

Pour arrêter le saignement d'une plaie au cuir chevelu (lorsque l'on ne soupçonne pas de blessures à la tête ou à la colonne vertébrale) :

◆ effectuez un examen des lieux;

◆ déterminez le mécanisme causal de la blessure;

◆ lavez-vous les mains ou mettez des gants, si vous en avez à votre disposition;

◆ effectuez un examen primaire et donnez les premiers soins pour les urgences vitales;

◆ enlevez les saletés en surface;

◆ évitez d'exercer une pression directe sur la plaie et de la sonder ou de la contaminer;

◆ posez un pansement stérile épais suffisamment grand pour couvrir largement la plaie;

◆ fixez le pansement en place au moyen d'un triangle de tissu;

◆ obtenez promptement des secours médicaux;

◆ poursuivez les soins jusqu'à ce que les secours médicaux prennent la relève.

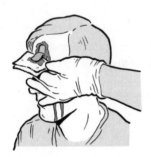
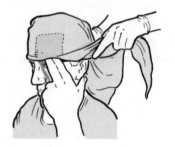
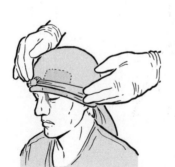
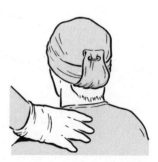

Bandage du cuir chevelu

Bosse sur la tête

• •

10

Une **bosse sur la tête** est une blessure très courante, surtout chez les enfants. Elle est généralement anodine. Toutefois, comme toute blessure à la tête, elle doit être considérée comme grave en raison des risques de lésions au cerveau.

Premiers soins pour une bosse sur la tête :

◆ laissez-vous guider par le mécanisme causal de la blessure;

◆ si vous soupçonnez une blessure à la tête ou à la colonne vertébrale, dites à la victime de ne pas bouger;

◆ si vous ne soupçonnez pas de blessures à la tête ou à la colonne vertébrale, gardez la victime au repos;

◆ appliquez une compresse froide ou un sac de glace (l'appliquer pendant 15 minutes, puis l'enlever pendant 15 minutes et poursuivre le traitement) sur la contusion afin de soulager la douleur et contenir l'enflure;

◆ vérifiez souvent si la victime présente le signes et symptômes suivants :

❖ changement du degré de conscience (poser des questions telles "Comment vous appelez-vous? Où habitez-vous?, etc.);

❖ modification de la respiration, du pouls ou de la température de la peau;

❖ maux de tête, nausées ou vomissements;

❖ écoulement de sang ou de liquide couleur paille des oreilles ou du nez;

❖ convulsions.

Si vous relevez n'importe lequel de ces signes et symptômes, même après plusieurs jours, obtenez immédiatement des secours médicaux.

Avertissement!

• • • • • • • • • • •

Toute victime qui a perdu conscience pendant quelques minutes doit recevoir des soins médicaux. Suivre les conseils du médecin quant aux signes et symptômes qui pourraient indiquer une blessure possible à la tête.

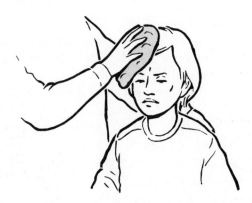

Saignement de l'oreille

∙ ∙

11

Un **saignement de l'oreille** peut avoir différentes causes. Le saignement de l'oreille peut s'accompagner d'un écoulement de couleur jaunâtre, signe d'une fracture possible du crâne. De façon à donner les premiers soins appropriés, vous devez **établir le mécanisme causal de la blessure**.

Si vous ne soupçonnez pas de blessures à la tête ou à la colonne vertébrale :

◆ effectuez un examen des lieux;

◆ effectuez un examen primaire de la victime et donnez les premiers soins pour les urgences vitales;

◆ déterminez la cause du saignement;

◆ posez un pansement sur l'oreille et maintenez-le en place sans serrer;

◆ placez la victime consciente en position semi-assise, inclinée du côté blessé;

◆ placez la victime inconsciente en position latérale de sécurité du côté blessé;

◆ obtenez des secours médicaux;

◆ poursuivez les soins jusqu'à ce que les secours médicaux prennent la relève.

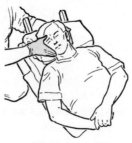

Mise en position

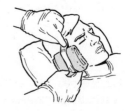

Application d'un pansement

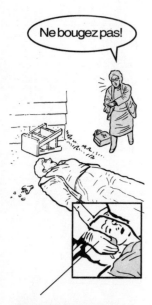

Soutenir fermement la tête et le cou de la victime dans la position dans laquelle on l'a trouvée et poser un pansement

Si vous soupçonnez des blessures à la tête ou à la colonne vertébrale :

◆ effectuez un examen des lieux;

◆ dites à la victime de **ne pas bouger**. Si un passant est présent, demandez-lui de **soutenir et de maintenir immobiles la tête et le cou de la victime dans la position dans laquelle vous l'avez trouvée;**

◆ effectuez un examen primaire de la victime et donnez les premiers soins pour les urgences vitales;

◆ n'essayez pas d'arrêter le saignement et l'écoulement séreux;

◆ ne remplissez pas l'oreille de pansements de gaze;

◆ posez un pansement sur l'oreille et maintenez-le en place sans serrer;

◆ surveillez fréquemment la respiration;

◆ obtenez immédiatement des secours médicaux;

◆ poursuivez les soins jusqu'à ce que les secours médicaux prennent la relève.

Blessures à la tête et à la colonne vertébrale – révision

12

1. Lesquelles des illustrations suivantes représentent le mécanisme causal d'une blessure possible à la tête ou à la colonne vertébrale? Cochez ☑ les bonnes réponses.

☐ A.

☐ B.

☐ C.

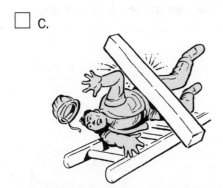

☐ D.

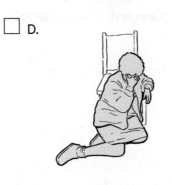

2. Laquelle des illustrations suivantes représente la façon indiquée d'ouvrir les voies respiratoires dans les cas de blessures possibles à la tête ou à la colonne vertébrale? Cochez ☑ la bonne réponse.

☐ A. Déplacement de la mâchoire en avant sans renversement de la tête

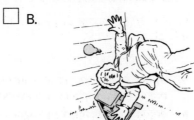

☐ B. Renversement de la tête avec soulèvement du menton

3. Laquelle des illustrations suivantes représente la meilleure position dans laquelle on doit placer une victime souffrant d'une blessure à la tête ou à la colonne vertébrale ? Cochez ☑ la bonne réponse.

☐ A.

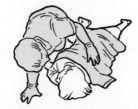

☐ B.

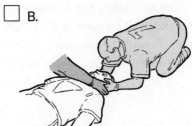

1.B 1.C 2.A 3.B

Quand faut-il soupçonner la présence d'une blessure au bassin?

. . . .

13

Une **blessure au bassin** est une cassure ou une brisure des os du bassin.

À votre arrivée sur les lieux de l'urgence, vous devez déterminer les causes et les circonstances de l'incident. Tentez de savoir ce qui s'est produit et essayez de découvrir la force du coup ou du choc qu'a reçu la victime.

Le **mécanisme causal d'une blessure** au bassin est habituellement :

◆ une **force directe**, p. ex., écrasement ou impact violent pouvant causer des blessures aux organes de la région pelvienne, particulièrement la vessie;

◆ une **force indirecte**, p. ex., choc transmis au bassin par le biais de la jambe et de l'articulation de la hanche suite à une chute ou à un étirement ou une torsion.

Chez les personnes âgées, une simple chute peut causer une fracture du bassin.

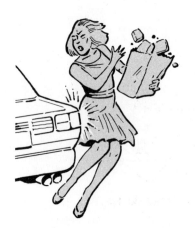
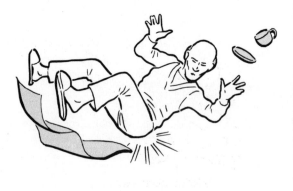
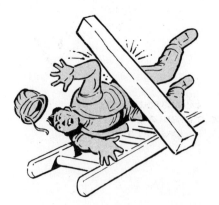
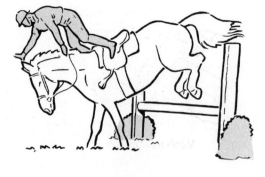

Mécanismes causaux de blessures au bassin

Signes et symptômes d'une blessure au bassin

. . . .

14

Une blessure au bassin se reconnaît aux signes et symptômes suivants.

Signes :

◆ signes de l'état de choc (il peut y avoir hémorragie interne)

◆ incapacité de se tenir debout ou de marcher

◆ incapacité d'uriner ou urine teintée de sang

Symptômes :

◆ douleur aiguë aux hanches, à l'aine et au creux du dos

◆ douleur accentuée par le mouvement

◆ envie d'uriner

Une blessure au bassin cause parfois des dommages à la **partie inférieure de la colonne vertébrale** ou à la **vessie**, provoquant ainsi une grave infection.

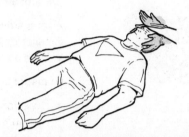

Vérifier si la victime présente des signes de l'état de choc

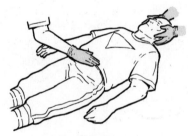

Vérifier l'abdomen

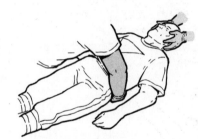

Vérifier le bas du dos

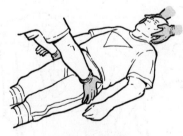

Vérifier le bassin

Si vous soupçonnez une blessure au bassin, ne comprimez pas les hanches.

Principes de secourisme pour une blessure au bassin

. . . .

15

Une **blessure au bassin** peut souvent **s'accompagner d'une blessure à la colonne vertébrale** et doit être traitée comme telle :

◆ effectuez un examen des lieux;

◆ lorsque le mécanisme causal de la blessure laisse supposer une blessure au bassin, dites à la victime de **NE PAS BOUGER**;

◆ offrez votre aide et obtenez la permission de donner des soins de la victime consciente;

◆ envoyez chercher des secours médicaux immédiatement;

◆ soutenez et maintenez immobile la victime dans la position dans laquelle vous l'avez trouvée;

◆ évaluez la faculté de réponse;

◆ vérifiez la respiration et les voies respiratoires;

◆ si un passant est présent, montrez-lui comment soutenir la victime et la maintenir immobile;

◆ si vous êtes seul, rappelez à la victime de ne pas bouger;

◆ continuez l'examen primaire;

◆ donnez les premiers soins pour les urgences vitales;

◆ **soutenez les deux côtés du bassin au moyen d'objets rembourrés**, telles des couvertures roulées, **afin de prévenir tout mouvement**;

◆ poursuivez les soins.

Continuez de soutenir la victime à l'aide de vos mains jusqu'à ce que les secours médicaux prennent la relève.

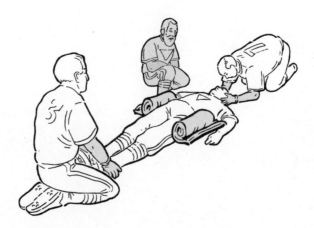

Premiers soins pour les blessures au bassin – révision

16

Un joueur de baseball a reçu un coup de bâton dans le bas du dos. Il se plaint de douleurs aiguës aux hanches et au creux du dos. Plusieurs passants sont prêts à aider.

En vous fondant sur les circonstances de l'incident et le mécanisme causal de la blessure, les gestes de premiers soins **selon l'ordre d'exécution qui convient sont :**

1. Prendre la situation en main.

2. Soutenir la tête et le cou et les maintenir immobiles.

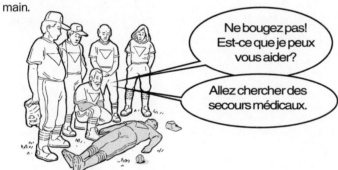

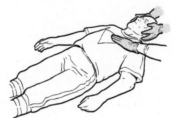

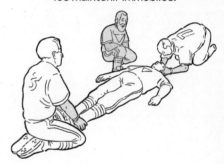

3. Vérifier les voies respiratoires.

4. Vérifier la respiration.

5. Vérifier si la victime présente des signes de l'état de choc.

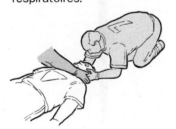

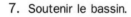

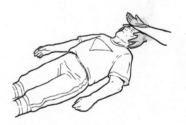

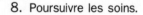

6. Effectuer un examen rapide de la victime.

7. Soutenir le bassin.

8. Poursuivre les soins.

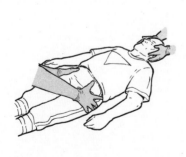

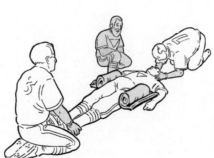

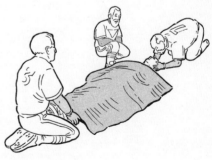

Remarques

. . . .

LES BLESSURES À LA POITRINE

Introduction aux blessures à la poitrine

1

Une connaissance de base des structures de la poitrine vous aidera à donner les premiers soins pour les blessures à cette partie du corps. La **cavité thoracique** est formée :

◆ du sternum

◆ des côtes et

◆ de la colonne vertébrale.

Ces os protègent les **poumons**, le **cœur** et les **principaux vaisseaux sanguins**. Le **diaphragme** sépare les cavités thoracique et abdominale.

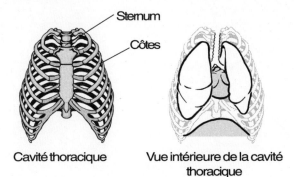

Cavité thoracique

Vue intérieure de la cavité thoracique

Sternum

Côtes

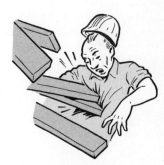

Traumatisme contondant

Il existe deux grandes catégories de blessures à la poitrine :

◆ **les blessures fermées** – la peau est intacte (résultent habituellement d'un traumatisme contondant);

◆ **les blessures ouvertes** – la peau est déchirée (lorsque la poitrine est perforée).

Les blessures à la poitrine **peuvent mettre la vie de la victime en danger** étant donné les risques :

◆ de graves difficultés respiratoires;

◆ de lésions au cœur et aux poumons;

◆ d'hémorragie interne.

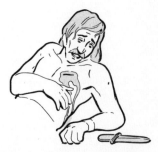

Blessure par arme blanche

Plaie pénétrante du thorax

2

Une **plaie pénétrante du thorax ou plaie à thorax ouvert** survient lorsqu'un objet perfore la poitrine. **L'air s'infiltre** directement dans la cavité thoracique par la plaie, entraînant de graves difficultés respiratoires.

Quelques-uns ou l'ensemble des signes et symptômes suivants peuvent indiquer la présence d'une plaie pénétrante du thorax :

Signes :

◆ bruit de l'air s'infiltrant dans la cavité thoracique quand la victime inspire
◆ bulles teintées de sang qui apparaissent au siège de la plaie quand la victime expire
◆ crachement de sang écumeux
◆ mouvements thoraciques réduits d'un seul côté ou des deux
◆ respiration laborieuse
◆ signes de l'état de choc

Symptômes :

◆ respiration douloureuse

Une plaie pénétrante du thorax **peut mettre la vie de la victime en danger.** L'objectif des premiers soins est de rétablir immédiatement la respiration efficace.

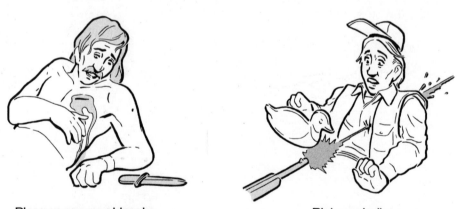

Blessure par arme blanche   Plaie par balle

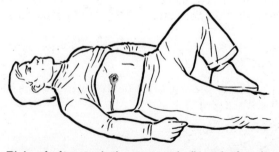

Plaie pénétrante du thorax avec bulles teintées de sang

Premiers soins pour une plaie pénétrante du thorax - révision

3

Vous avez vu le film vidéo et vous êtes exercé à exécuter les techniques de premiers soins pour une plaie pénétrante du thorax. La victime réagit.

Les gestes de premiers soins **selon l'ordre d'exécution qui convient sont :**

1. Effectuez un examen des lieux, vérifiez la respiration et les voies respiratoires

2. Dénuder la blessure.

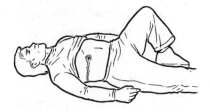

3. Couvrir la plaie au moyen de la main de la victime.

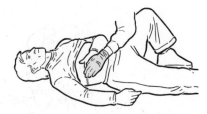

4. Vérifier la qualité de la circulation, effectuer un examen rapide de la victime.

5. Mettre la victime en position. Couvrir la plaie d'un pansement étanche et le fixer en posant du ruban adhésif sur trois des côtés.

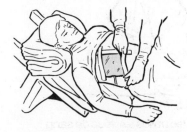

6. Poursuivre les soins. Examiner fréquemment le pansement afin de s'assurer que l'air peut s'échapper.

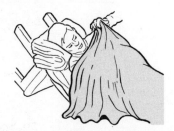

Volet costal

● ●

4

Un **volet costal** se produit lorsque plusieurs côtes sont fracturées à plus d'un endroit dans la même région. Le **mécanisme causal de la blessure** peut être un rude coup ou une compression à la poitrine provoquée par un accident de voiture, une chute ou un coup infligé par un gros objet.

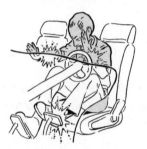

Compression à la poitrine

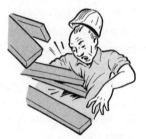

Traumatisme contondant

Un volet costal se reconnaît aux signes et symptômes suivants :

Signes :

◆ mouvement anormal de la partie blessée de la paroi thoracique lorsque la victime respire

◆ respiration laborieuse et inefficace

◆ contusions au siège de la blessure

Symptômes :

◆ respiration douloureuse

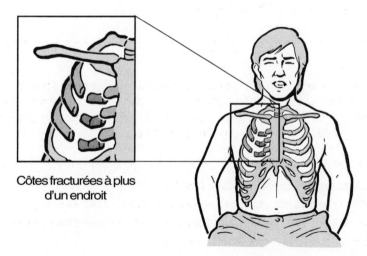

Côtes fracturées à plus d'un endroit

Volet costal

Premiers soins pour un volet costal

5

La force qui est à l'origine du volet costal peut aussi avoir causé des blessures à la tête ou à la colonne vertébrale.

Dès que vous soupçonnez des blessures importantes, donnez les mêmes premiers soins que pour des blessures à la tête ou à la colonne vertébrale :

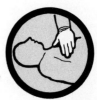

- dites à la victime de ne pas bouger;
- obtenez des secours médicaux;
- laissez la victime dans la position dans laquelle elle se trouve et soutenez-lui la tête et le cou;
- effectuez un examen primaire, vérifiez les voies respiratoires et la respiration;
- si la victime se plaint de difficultés respiratoires et de douleurs thoraciques, dénudez la blessure et examinez-la. Soutenir manuellement la région atteinte peut faciliter la respiration;

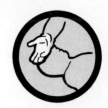

- ne placez pas de rembourrage sur la région atteinte et ne posez pas de bandes autour du thorax;
- au besoin, donnez les premiers soins recommandés pour une respiration inefficace;
- poursuivez votre examen primaire, vérifiez la circulation;
- donnez des soins continus jusqu'à ce que les secours médicaux prennent la relève.

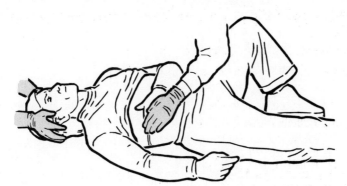

6

Un homme conscient, qui a été victime d'une collision frontale, a de la difficulté à respirer et présente des signes et symptômes d'un volet costal. Une ambulance a été dépêchée sur les lieux de l'incident. Quels premiers soins devez-vous prodiguer jusqu'à ce que les secours médicaux prennent la relève?

Cochez ☑ les bonnes réponses.

☐ A. S'assurer que la victime ne bouge pas.

☐ B. Vérifier la respiration et, au besoin, aider la victime à respirer.

☐ C. Poser, à l'aide de bandes, un rembourrage ferme sur la région atteinte.

☐ D. Placer la victime en position semi-assise.

A B

Fracture fermée à la cage thoracique

● ●

7

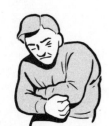

Défense musculaire

Les **fractures fermées d'une ou de plusieurs côtes** sont parfois dépourvues de tout signe externe de blessure et ne mettent habituellement pas la vie de la victime en danger. Le mécanisme causal de la blessure est généralement un coup direct à la poitrine.

Signes :

◆ respiration superficielle et sans coordination

◆ contusions ou déformation au siège possible de la fracture

◆ mouvement de défense musculaire

◆ bruit grinçant au mouvement

◆ si les poumons ont été perforés par les côtes fracturées, la victime peut cracher du sang écumeux et avoir encore plus de difficulté à respirer

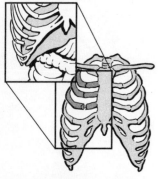

Fracture fermée de la cage thoracique

Symptômes :

◆ douleur au siège de la blessure qui devient plus grande lorsqu'il y a mouvement des côtes fracturées

Pour donner les premiers soins, vous devez :

◆ effectuer un examen des lieux;

◆ effectuer un examen primaire de la victime;

◆ dénuder la blessure et l'examiner si la victime a de la difficulté à respirer. Soutenir d'une main le siège de la blessure peut faciliter la respiration;

◆ placer la victime consciente en position semi-assise, inclinée du côté blessé pour faciliter la respiration;

◆ soutenir le bras du côté blessé à l'aide d'une écharpe tubulaire Saint-Jean. Celle-ci déplacera le poids du bras du côté indemne;

◆ obtenir des secours médicaux;

◆ poursuivre les soins jusqu'à ce que les secours médicaux prennent la relève.

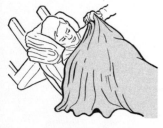

Mise en position

Remarque : Si la victime a beaucoup de difficulté à respirer et présente des signes de l'état de choc, lui donner les premiers soins pour un volet costal.

Blessure par explosion

. . . .

8

La violente secousse d'une explosion peut endommager sérieusement les poumons et certains organes internes. Même s'il n'y a aucun signe d'autres blessures, une urgence respiratoire pouvant mettre la vie de la victime en danger peut résulter d'une blessure par explosion.

Pour évaluer la gravité d'une blessure par explosion, examinez les points suivants :

◆ le mécanisme causal de la blessure (type d'explosion, ampleur de l'explosion et emplacement de la victime par rapport à l'explosion);

◆ les signes et symptômes que présente la victime.

Signes :

◆ expectoration de sang écumeux

◆ respiration laborieuse

◆ signes de l'état de choc

Symptômes :

◆ douleurs thoraciques

Premiers soins pour une blessure par explosion :

◆ effectuer un examen des lieux;

◆ si la victime est inconsciente, obtenir immédiatement des secours médicaux;

◆ effectuer un examen primaire de la victime et lui donner les premiers soins pour les urgences vitales;

◆ pratiquer la respiration assistée, s'il y a lieu;

◆ aider la victime consciente à se placer en position semi-assise afin de faciliter la respiration;

◆ placer la victime inconsciente en position latérale de sécurité;

◆ poursuivre les soins jusqu'à ce que les secours médicaux prennent la relève.

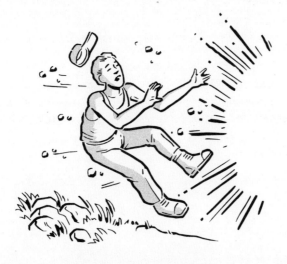

Secousse d'une explosion

Remarques

· ·

LE SOIN DES PLAIES

Les plaies

1

Une **plaie** se définit comme une rupture dans la continuité des **tissus mous** du corps.

Une plaie est dite ouverte ou fermée –

◆ **plaie ouverte** – il y a déchirure du revêtement cutané. Cette déchirure s'accompagne d'un saignement et peut permettre l'entrée de microbes, source d'infection.

◆ **plaie fermée** – il n'y a pas de déchirure du revêtement cutané. Il n'y a pas d'hémorragie externe et les risques d'infection sont minimes. Les tissus mous sous la peau sont endommagés, p. ex., ecchymose.

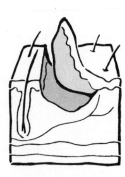

Plaie ouverte

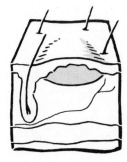

Plaie fermée

Les objectifs du soin des plaies sont :

◆ d'arrêter le saignement;

◆ de prévenir une plus grande contamination et l'infection.

Contamination et infection

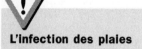

2

La **contamination** (microbes, saleté ou corps étranger) d'une plaie ouverte peut causer **l'infection**. Toute plaie ouverte est plus ou moins contaminée.

Il est possible de **prévenir une plus grande contamination** d'une plaie ouverte. Posez les gestes suivants lorsque vous nettoyez une plaie bénigne :

- lavez-vous les mains à l'eau et au savon ou mettez des gants propres, si possible, avant de donner les premiers soins;
- évitez de tousser ou de souffler directement sur la plaie;
- ne touchez pas la plaie;
- lavez soigneusement la plaie sous un faible jet d'eau si des particules mobiles se trouvent à la surface;
- protégez la plaie au moyen d'un pansement posé de manière temporaire, de préférence stérile ou propre;
- lavez le contour de la plaie au moyen de tampons propres; procédez en essuyant des bords de la plaie vers l'extérieur;
- asséchez le contour de la plaie au moyen de tampons propres; procédez en essuyant des bords de la plaie vers l'extérieur;
- enlevez le pansement que vous avez posé de manière temporaire;
- couvrez promptement la plaie d'un pansement stérile ou propre maintenu en place au moyen de ruban adhésif;
- enlevez vos gants et jetez-les une fois les soins apportés;
- lavez-vous les mains et toute autre région du corps qui est entrée en contact avec le sang de la victime.

L'infection des plaies

Toute plaie infectée doit être examinée par un médecin. Une plaie est infectée :

- si elle devient plus douloureuse
- si elle devient rouge et enflée
- si elle est plus chaude que la peau avoisinante
- si on y voit du pus (un liquide blanchâtre)

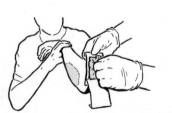

Laver la plaie

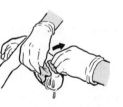

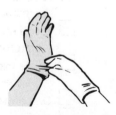

Couvrir la plaie

Enlever les gants

Infection tétanique

3

Toute plaie ouverte peut être contaminée par le bacille (microbe) causant le **tétanos (trismus)**.

Le **tétanos** est une maladie infectieuse grave potentiellement fatale caractérisée par des spasmes musculaires et une raideur de la mâchoire. On trouve le microbe responsable du tétanos dans la terre, la poussière et les excréments des animaux. Il faut porter une attention particulière aux plaies causées par les outils agricoles et de jardinage et les clous rouillés. Dans le cas de plaies bénignes, un bon nettoyage de la région atteinte peut chasser le bacille avant qu'il ne l'infecte. Les microbes responsables du tétanos se développent seulement dans les plaies profondes.

À titre de secouriste, **il vous incombe de conseiller toute victime qui laisse voir une plaie ouverte de se protéger contre le tétanos** en allant voir un médecin aussitôt que possible.

Grâce à une injection d'anatoxine tétanique, une personne peut être immunisée contre le tétanos.

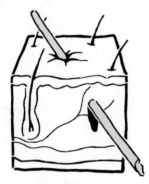

Perforation

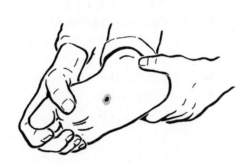

Perforation à la plante
du pied

4

Répondez vrai (**V**) ou faux (**F**) à chacun des énoncés suivants.

☐ A. Il faut redouter le tétanos seulement si la plaie est causée par un morceau de métal rouillé.

☐ B. Le microbe responsable du tétanos se développe le mieux dans les plaies profondes.

☐ C. Le microbe responsable du tétanos peut s'infiltrer dans l'organisme par les aliments que nous consommons.

☐ D. La maladie, appelée aussi trismus, peut être fatale.

☐ E. Les plaies profondes dans lesquelles se trouvent de la saleté doivent être examinées par un médecin après l'administration des premiers soins.

A.F B.V C.F D.V E.V

Pansements, bandes et écharpes

. . . .

5

Les **pansements** et les **bandes** sont les principaux outils du secouriste.

Un **pansement** est un tissu protecteur que l'on place sur une plaie pour arrêter le saignement, absorber le sang et prévenir une plus grande contamination et l'infection.

Les pansements et les bandes sont **vendus dans le commerce** ou peuvent être **improvisés**.

Un pansement doit être :

Pansements improvisés

◆ stérile ou aussi propre que possible;

◆ très absorbant pour garder la plaie sèche;

◆ épais, doux et compressible afin qu'une pression puisse être exercée sur toute la surface atteinte;

◆ non adhérent et non ouaté pour éviter qu'il ne colle à la plaie

❖ la gaze, le coton et la toile sont appropriés;

◆ de grandeur suffisante pour couvrir largement la plaie.

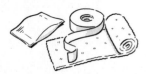

Pansements vendus dans le commerce

Un bandage est fait de bandes de tissu destinées à :

◆ maintenir les pansements en place;

◆ exercer une pression sur une plaie;

◆ soutenir un membre ou une articulation;

◆ immobiliser certaines parties du corps;

◆ installer une attelle.

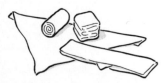

Bandes vendues dans le commerce

Le **triangle de tissu** est des plus polyvalents. Il peut servir :

◆ de tampon annulaire;

◆ d'écharpe simple;

◆ d'écharpe tubulaire Saint-Jean.

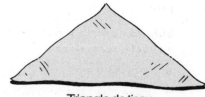

Triangle de tissu

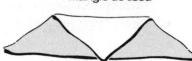

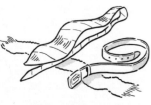

Bandes improvisées

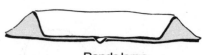

Bande large

. . . .

6

Sont décrits ci-dessous différents types de pansements et de bandes improvisés.

Cochez ☑ ceux que vous pouvez utiliser en toute sécurité.

☐ A. Un morceau de drap propre de grandeur suffisante pour couvrir la plaie.

☐ B. Une serviette de coton taillée à la dimension de manière à dépasser les bords de la plaie.

☐ C. Des boules de coton mousseux constituent un bon recouvrement pour une plaie.

☐ D. Une ceinture peut servir d'écharpe improvisée.

☐ E. Un sac à ordures de grande taille peut être utilisé pour confectionner une écharpe.

Saignement de nez

. . . .

7

Le **saignement de nez** peut survenir subitement :

◆ après que l'on se soit mouché;

◆ à la suite d'un choc au nez ou au crâne.

Pour arrêter le saignement de nez, vous devez :

◆ effectuer un examen des lieux;

◆ effectuer un examen primaire;

◆ faire asseoir la personne, la tête légèrement penchée en avant;

◆ lui demander de **se pincer fermement les ailes du nez** entre le pouce et l'index **pendant environ 10 minutes** ou jusqu'à ce que le saignement cesse;

◆ desserrer les vêtements trop ajustés au cou et à la poitrine;

◆ dire à la personne de rester calme afin d'éviter une aggravation du saignement;

◆ obtenir des secours médicaux si le saignement persiste ou réapparaît.

◆ Après l'arrêt du saignement, il faut recommander à la personne de **ne pas se moucher** pendant quelques heures.

N'essayez jamais de réprimer un saignement de nez causé par une blessure à la tête!

Si le mécanisme causal de la blessure laisse supposer la présence d'une blessure à la tête, vous devez :

◆ soutenir la tête et le cou et les maintenir immobiles;

◆ essuyer le sang qui s'écoule du nez – n'essayez pas d'enrayer le saignement ou de tamponner les narines avec un morceau de tissu;

◆ appeler immédiatement les secours médicaux.

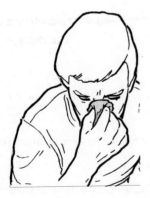
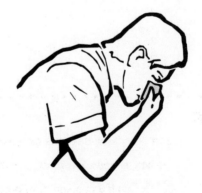

Saignement des gencives, de la langue et de la joue

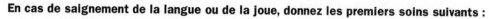

8

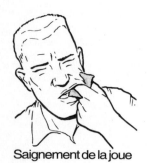

Saignement de la langue

Le **saignement des gencives, de la langue ou de la joue** peut survenir à la suite d'une extraction dentaire, de la perte d'une dent de façon accidentelle ou d'un traumatisme. Le saignement peut être très abondant.

Il y a danger que le sang s'écoule dans les voies respiratoires et provoque l'étouffement ou qu'il s'infiltre dans l'estomac et cause des nausées.

◆ **Assurez toujours l'ouverture des voies respiratoires.**

En cas de saignement des gencives, donnez les premiers soins suivants :

◆ lavez-vous les mains et mettez des gants;

◆ appliquez fermement un tampon sur l'alvéole dentaire ou sur la blessure. Le tampon doit être assez épais pour que les dents ne se rejoignent pas en fermant la bouche;

◆ demandez au sujet de mordre le tampon en se soutenant le menton avec les mains, si possible, jusqu'à l'arrêt du saignement;

◆ obtenez des conseils d'ordre professionnel (médecin ou dentiste) si le saignement persiste;

◆ ne rincez pas la bouche après l'arrêt du saignement, ce qui pourrait déloger les caillots et provoquer une nouvelle hémorragie.

En cas d'avulsion dentaire, ne manipulez pas la dent par la racine. Placez la dent dans un verre de lait. À défaut de lait, utiliser une solution saline ou envelopper la dent dans une pellicule de plastique humidifiée avec la salive du blessé. Consultez immédiatement un dentiste.

En cas de saignement de la langue ou de la joue, donnez les premiers soins suivants :

◆ lavez-vous les mains et mettez des gants;

◆ comprimez la région atteinte entre les doigts et le pouce, en ayant soin de recouvrir la plaie d'un pansement stérile ou d'un linge propre.

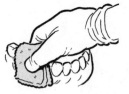

Saignement de la joue

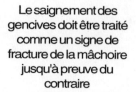

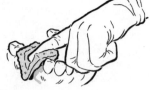

Le saignement des gencives doit être traité comme un signe de fracture de la mâchoire jusqu'à preuve du contraire

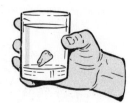

Verre de lait

Plaies abdominales

· ·

9

L'abdomen est la région du corps située sous la cage thoracique.

La **cavité abdominale** est délimitée par le diaphragme et la partie inférieure du bassin (pelvis). Elle renferme les organes abdominaux, l'estomac, le foie et la rate par exemple.

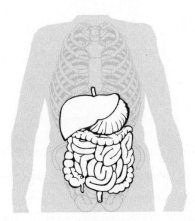

Les blessures à l'abdomen peuvent être **fermées** ou **ouvertes**.

Les **plaies fermées** sont celles où l'abdomen est lésé mais où la peau est intacte. Le mécanisme causal de la blessure peut être un coup violent ou une blessure par écrasement par exemple.

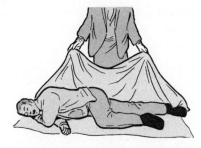

Les **plaies ouvertes** sont celles où il y a déchirure de la peau. Le mécanisme causal de la blessure peut être une perforation ou une coupure par arme blanche.

Les plaies à l'abdomen, qu'elles soient fermées ou ouvertes, peuvent entraîner des blessures aux organes internes.

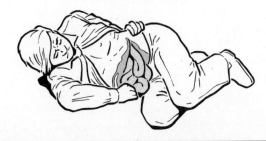

Premiers soins pour une plaie abdominale

. . . .

10

Toute plaie abdominale doit être jugée sérieuse et traitée comme telle en raison des dangers :

◆ **d'hémorragie interne grave** par lésion aux organes;

◆ de **contamination** par déversement du contenu des organes dans la cavité abdominale.

Cela peut entraîner :

◆ **l'état de choc grave**;

◆ **l'infection.**

Dans le cas d'une plaie abdominale ouverte, les organes internes peuvent sortir du corps.

Pour donner les premiers soins en cas de plaie abdominale ouverte :

◆ tenir compte de l'histoire et du mécanisme causal de la blessure;

◆ placer la victime de façon que la plaie ne s'ouvre davantage, la tête et les épaules légèrement soulevées et soutenues, et les genoux soulevés.

Lorsque les organes ne sortent pas de la plaie :

◆ appliquer un pansement sec;

◆ poser fermement un bandage sur le pansement;

◆ ne rien donner par la bouche à la victime;

◆ obtenir des secours médicaux sur-le-champ.

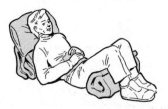

Position semi-assise

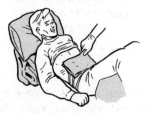

Poser un pansement

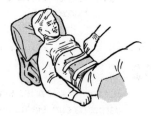

Fixer le pansement en place avec du ruban adhésif

11

Lorsque les organes sortent de la plaie :

◆ ne pas replacer les organes;

◆ poser un large pansement stérile et humide afin de prévenir l'assèchement des organes;

◆ maintenir les pansements en place sans exercer de pression;

◆ ne rien donner par la bouche à la victime;

◆ obtenir des secours médicaux sur-le-champ;

◆ si la victime tousse ou vomit, soutenir son abdomen au moyen de deux bandes larges;

◆ poursuivre les soins jusqu'à ce que les secours médicaux prennent la relève.

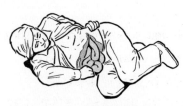

Dénuder la région atteinte

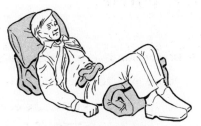

Position semi-assise

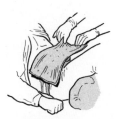

Poser des pansements humides

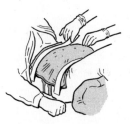

Fixer les pansements en place avec du ruban adhésif

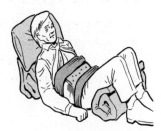

Poser des bandes larges

12

Cochez ☑, parmi les suggestions suivantes, les premiers soins nécessaires pour une personne consciente qui a une plaie abdominale d'où sortent des organes.

☐ A. Repousser doucement les organes à l'intérieur de l'abdomen.

☐ B. Couvrir la plaie d'un linge ou d'une bande propre et humide qui ne fait pas pression.

☐ C. Ne rien donner à boire ou à manger à la victime.

☐ D. En cas de vomissement, poser d'autres bandages sur l'abdomen pour éviter que la plaie ne s'ouvre davantage.

B C D

Remarques

. . . .

LA PRISE EN CHARGE DE PLUSIEURS VICTIMES

Triage

1

Si le nombre de victimes dépasse celui des secouristes, on doit alors déterminer l'ordre de **traitement** des blessés et décider des personnes à transporter vers un établissement médical **en premier**. Ce procédé est appelé triage.

Triage est le procédé par lequel on trie et classe des victimes suivant des priorités de **soins** et de **transport**.

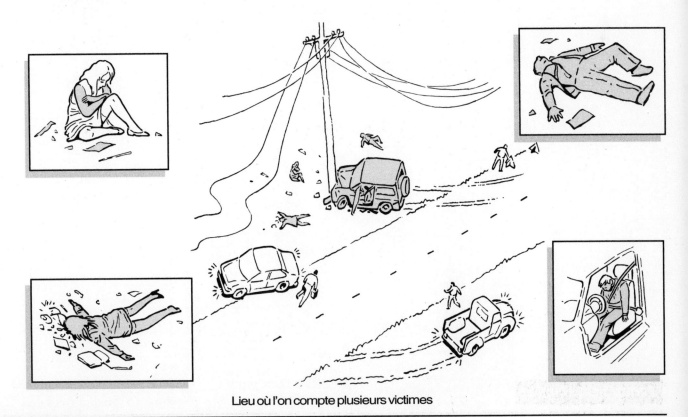

Lieu où l'on compte plusieurs victimes

• •

1   (suite)

Lorsque vous êtes seul, examinez les lieux puis effectuez un examen primaire complet de chacune des victimes – le mécanisme causal des blessures vous aidera à déterminer l'ordre dans lequel vous allez procéder – et donnez les premiers soins pour les urgences vitales.

Vérifiez les points ABC :

A –   voies respiratoires; ouverture des voies respiratoires avec soutien de la tête et du cou en cas de blessures possibles à la tête ou à la colonne vertébrale;

B –   respiration pour assurer une ventilation adéquate;

C – circulation, y compris contrôle de toute hémorragie grave et premiers soins en cas d'état de choc.

Rappelez-vous que vous devez effectuer un examen primaire de chacune des victimes et donner seulement les premiers soins pour les urgences vitales. Ce n'est qu'ensuite que vous traitez les autres blessures.

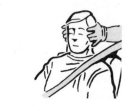

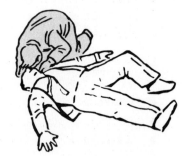

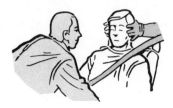

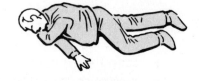

Blessures à la tête   Arrêt respiratoire

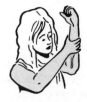

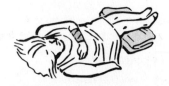

Hémorragie grave

Priorités

2

Vous devez procéder au **triage** et à **l'établissement des priorités** dès que cela peut se faire en toute sécurité. Les victimes sont normalement classées dans **trois catégories** suivant les priorités des soins d'urgence.

Soins immédiats – traiter les personnes qui nécessitent des soins immédiats et qui doivent être évacuées parce qu'elles souffrent des troubles suivants :

◆ voies respiratoires en mauvais état et difficulté à respirer

◆ absence de pouls, si les secouristes sont en nombre suffisant pour donner les premiers soins pour les autres urgences vitales

◆ hémorragie grave

◆ état de choc

◆ graves blessures à la tête

◆ brûlures graves

◆ troubles médicaux graves, p. ex., empoisonnement, diabète et urgences cardio-vasculaires

◆ plaies ouvertes au thorax ou à l'abdomen

Soins d'urgence – traiter les personnes qui peuvent probablement attendre une heure avant de recevoir des soins médicaux sans risquer de mourir :

◆ brûlures

◆ fractures graves ou multiples

◆ blessures au dos (avec ou sans lésion à la colonne vertébrale)

Soins courants – s'occuper des personnes dont les soins et le transport peuvent se faire en dernier :

◆ fractures bénignes

◆ saignement mineur

◆ comportement anormal

◆ absence de pouls, si les secouristes ne sont pas en nombre suffisant pour soigner les autres victimes

◆ mort évidente

3

Une explosion vient de blesser grièvement quatre travailleurs. Après avoir effectué un examen des lieux, vous remarquez que tous quatre sont conscients. Le premier saigne abondamment. Le deuxième, saisi de douleur, a subi de graves brûlures aux bras. Le troisième a la peau pâle et moite et présente des signes de l'état de choc. Le quatrième semble hystérique.

Si vous étiez le seul secouriste sur les lieux, dans quel ordre donneriez-vous les premiers soins aux victimes? Inscrivez le numéro approprié dans les cases.

☐ A. Le travailleur qui a subi des brûlures.
☐ B. Le travailleur qui saigne abondamment.
☐ C. Le travailleur qui est en état de choc.
☐ D. Le travailleur qui se promène en criant.

B.1 C.2 A.3 D.4

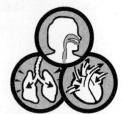

4

Votre habileté à sauver des vies dépend de votre capacité à déterminer quelles victimes nécessitent des premiers soins immédiats et quelles autres peuvent attendre sans que leur état ne s'aggrave. Fiez-vous à votre jugement et faites ce qui est dans l'intérêt du plus grand nombre.

Conduite à tenir :

◆ si **plus d'un secouriste** se trouve sur les lieux, celui qui est le plus compétent devrait prendre la situation en main et effectuer le triage;

◆ effectuer d'abord un examen primaire de chacune des victimes puis donner les premiers soins pour les urgences vitales;

◆ appeler d'autres secours, s'il y a lieu;

◆ désigner les secouristes qui s'occuperont des victimes qui doivent être traitées en premier et leur donner le matériel disponible;

◆ transporter en premier les victimes dont la priorité est la plus élevée et celles dont l'état a été stabilisé;

◆ réévaluer régulièrement l'état des victimes afin de noter toute modification.

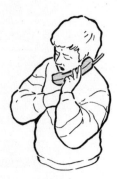

Lorsque vous donnez les premiers soins à une ou plusieurs victimes, rappelez-vous que :

◆ **la priorité des premiers soins doit être revue fréquemment et modifiée si l'état d'une des victimes se détériore au point où elle doit recevoir des soins plus urgents.**

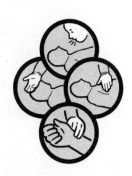

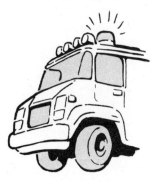

5

Vous exercez une pression directe sur une plaie saignant abondamment à la jambe d'une victime consciente. Soudainement, une autre victime manque d'air et cesse de respirer. Que devez-vous faire?

Cochez ☑ la bonne réponse.

☐ A. Continuer de donner les premiers soins à la victime qui saigne.

☐ B. Montrer à la victime qui saigne comment maintenir une pression sur la plaie et administrer immédiatement les premiers soins à la victime qui ne respire pas.

☐ C. Appeler à l'aide et attendre qu'un passant vienne vous prêter assistance.

☐ D. Bander la plaie qui saigne de manière à maintenir la pression et élever le bras au moyen d'une écharpe avant de donner les premiers soins à la victime qui ne respire pas.

Blessures causées par la foudre

6

Les victimes dont le **pouls est absent** sont habituellement les dernières sur la liste des priorités sauf si les secouristes sont assez nombreux pour donner les premiers soins à toutes les victimes.

Les **blessures causées par la foudre** sont l'exception à cette règle – **dans ce cas, inversez l'ordre du triage :**

◆ si plusieurs personnes ont été frappées par la foudre, **donner tout d'abord les premiers soins à celles qui semblent sans vie.** Une personne qui est victime de la foudre a une meilleure chance d'être réanimée que celle dont le cœur a cessé de battre pour quelque autre raison.

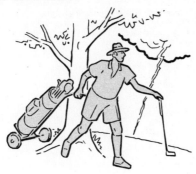

Étapes à suivre

◆ Effectuer un examen des lieux et rendre les lieux sûrs, p. ex., arbres brisés, éclats de verre.

   Remarque : Vous pouvez toucher les personnes qui ont été frappées par la foudre sans crainte d'être électrocuté.

◆ Déterminer de façon succincte les circonstances de l'incident et établir le mécanisme causal des blessures.

◆ Soutenir la tête et le cou de la victime et les maintenir immobiles afin de ne pas aggraver les blessures à la colonne vertébrale dont elle peut souffrir.

◆ Effectuer un examen primaire de la victime.

◆ Commencer la RA ou la RCR afin d'assurer les fonctions respiratoire et cardiaque.

Vous ne pourrez sauver la victime que par des efforts précoces, vigoureux et soutenus.

◆ Dès que la victime commence à respirer et que sa circulation est rétablie, surveiller continuellement sa respiration et son pouls. Ceux-ci peuvent s'interrompre de nouveau.

◆ Poursuivre les soins jusqu'à ce que les secours médicaux prennent la relève.

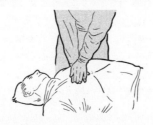

Remarques

· ·

LES TRANSPORTS IMPROVISÉS

Principes de sécurité relatifs au déplacement d'une victime

1

Dans la majorité des situations d'urgence, **ne pas déplacer la victime**, sauf si la sécurité de celle-ci est menacée. Déplacer une victime présente des dangers tant pour le secouriste que pour la victime. Il faut parfois déplacer une victime **par mesure de sécurité ou afin de pouvoir lui donner les premiers soins nécessaires à sa survie.**

Avant d'essayer de déplacer une personne blessée, passez en revue les **principes de sécurité suivants**:

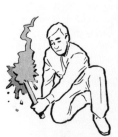

- ◆ choisissez la méthode de transport qui comporte le minimum de risques pour vous et la victime;
- ◆ rappelez-vous toujours qu'une blessure subie pendant les manœuvres de sauvetage peut vous empêcher de porter secours à une victime;
- ◆ n'essayez de déplacer une victime que si vous êtes certain de pouvoir le faire sans risque;
- ◆ assurez le soutien et l'immobilisation de toutes les blessures avant et pendant le déplacement;
- ◆ déplacez la victime sur la plus courte distance possible;
- ◆ faites appel à autant de personnes qu'il est nécessaire pour réduire les risques au minimum.

Rendre les lieux sûrs

2

Dans quels cas, parmi ceux qui sont énoncés ci-dessous, devez-vous déplacer la victime avant de lui donner les premiers soins?

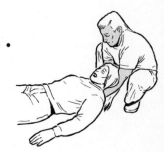

Cochez ☑ les bonnes réponses.

- A. Un mécanicien est allongé à l'intérieur d'une voiture en flammes.
- B. Un homme âgé est trouvé étendu sur le trottoir, inconscient.
- C. Une femme est étendue dans un fossé plein d'eau, le visage submergé.
- D. Un adolescent est étendu au pied d'un long escalier.
- E. Sur les eaux d'un lac, un enfant flotte sous un bateau renversé.

Techniques de relevage

3

En soulevant et en transportant une lourde charge, telle une victime, vous devez éviter de vous infliger des blessures. De mauvais mouvements corporels au relevage et lors du déplacement peuvent souvent causer des élongations musculaires aux sauveteurs.

Vous devez respecter les principes de la mécanique corporelle :

Pour soulever –

◆ vous approcher tout près de la victime;

◆ plier les genoux, non le tronc;

◆ bien saisir la victime ou l'équipement;

◆ soulever, en utilisant les muscles des cuisses, des jambes et de l'abdomen; garder le dos droit;

◆ vous servir de vos pieds, pour tourner, et non pas du tronc.

S'assurer que les sauveteurs soulèvent ensemble au signal.

Pour déposer une charge –

◆ procéder à l'inverse;

◆ se rappeler que le non respect des principes de la mécanique corporelle peut causer des pressions extrêmes sur le bas du dos. Des blessures aux muscles et aux disques peuvent s'ensuivre.

Si les sauveteurs ne sont pas entraînés, il faut s'exercer aux bonnes techniques de relevage avant de déplacer la victime.

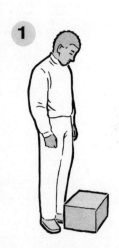
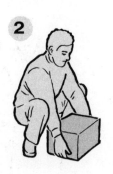
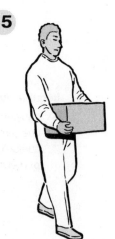
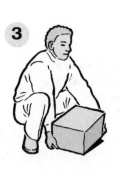
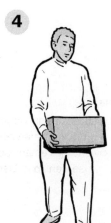

Transport à un sauveteur

· ·

4

Lorsque vous êtes seul et devez déplacer une victime, utilisez une des méthodes suivantes :

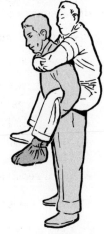

◆ **méthode à dos**
  ❖ convient pour transporter une victime légère qui ne peut marcher mais a l'usage de ses bras

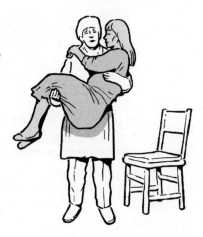

◆ **transport dans les bras**
  ❖ convient pour transporter un enfant ou un adulte de poids léger incapable de marcher

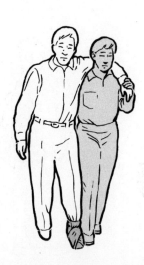

◆ **béquille humaine**
  ❖ convient pour soutenir une victime blessée à une jambe mais pouvant marcher avec l'aide de quelqu'un; convient également pour une personne qui ne se sent pas bien

Transport à deux sauveteurs

5

Lorsque vous devez déplacer une victime et avez quelqu'un avec vous, utilisez une des méthodes suivantes :

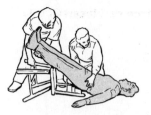
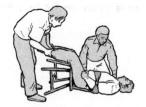
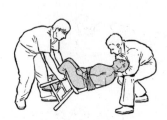
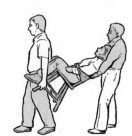

◆ **méthode de la chaise**

❖ convient pour transporter une victime **consciente** qui ne peut marcher ou une victime **inconsciente** dans des couloirs ou des escaliers (un troisième secouriste devrait vous assister pour franchir des escaliers)

◆ **siège à deux mains**

❖ convient pour transporter une victime consciente qui ne peut ni marcher ni tenir le haut de son corps droit

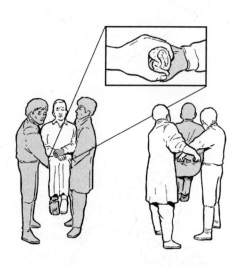

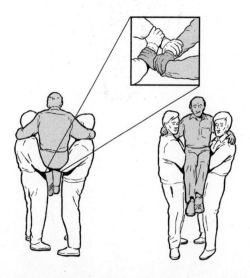

◆ **siège à quatre mains**

❖ convient pour transporter une victime consciente qui a le plein usage de ses bras mais qui est incapable de marcher

Le relevage sur couverture

6

Le **relevage sur couverture** est utilisé par une équipe de sauveteurs (au moins quatre) pour transporter une victime impotente ou inconsciente. Avant de procéder au relevage, il importe de s'assurer que la couverture supportera le poids du blessé.

N'utilisez pas cette technique si vous soupçonnez la présence de blessures à la tête ou à la colonne vertébrale.

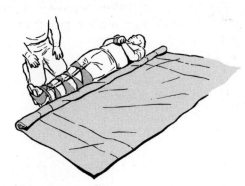
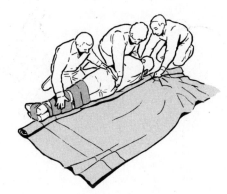

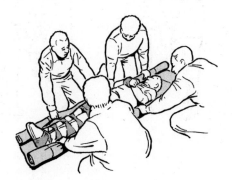
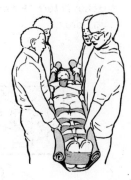

Déplacement d'urgence

. . . .

7

Dans certains cas, une personne chez qui l'on soupçonne la présence de blessures à la tête ou à la colonne vertébrale peut être en danger immédiat. Si vous êtes seul, déplacez la victime en lieux sûrs en utilisant la **méthode du déplacement d'urgence**. Le déplacement d'urgence consiste à **traîner** la victime en lieux sûrs **tout en assurant la protection de la tête et du cou de cette dernière**.

Vous devez procéder comme suit :

◆ tenez-vous debout à la tête de la victime, face à ses pieds;

◆ accroupissez-vous;

◆ glissez vos mains sous les épaules de la victime et saisissez son vêtement de chaque côté;

◆ soutenez et maintenez immobiles la tête et le cou de la victime sur vos avant-bras;

◆ reculez lentement et **traînez** la victime en **ligne droite** en veillant à ne la transporter qu'à la distance nécessaire pour assurer sa sécurité;

◆ si le temps le permet, attachez les mains de la victime ensemble au travers de sa poitrine avant de la mouvoir.

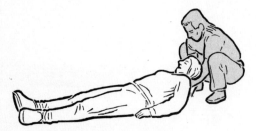

Déplacement d'urgence

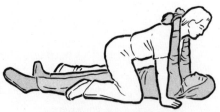

Déplacement d'urgence
vers l'avant

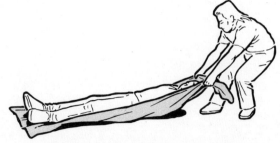

Déplacement d'urgence sur couverture

Déplacement d'urgence – sujet en position assise

8

Sont énoncés ci-dessous les gestes à poser pour tirer une **victime en position assise** chez qui l'on soupçonne la présence de blessures à la tête ou à la colonne vertébrale d'une **situation pouvant être fatale** (accident d'automobile par exemple). Procédez de la manière suivante :

◆ dégagez les pieds et les jambes;

◆ glissez un avant-bras sous l'aisselle de la victime, du côté du point de sortie, en soutenant son menton de votre main;

◆ inclinez la tête de la victime délicatement vers l'arrière pour la soutenir de votre épaule tout en **gardant le cou aussi rigide que possible**;

◆ glissez l'autre avant-bras sous l'aisselle opposée et saisissez le poignet de la victime se trouvant du côté du point de sortie;

◆ en prenant soin de bien garder votre équilibre, pivotez avec la victime;

◆ transportez la victime à la distance nécessaire pour échapper au danger, en infligeant le moins possible de torsion de la colonne vertébrale.

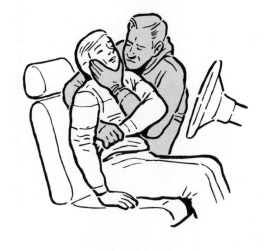

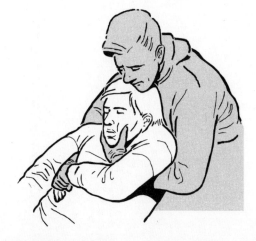

Déplacement d'urgence – sujet en position assise

Remarques

· ·

LES BLESSURES DE L'ŒIL

Structure de l'œil

1

L'**œil** est l'organe **très délicat** de la vue. Afin de donner les soins appropriés, le secouriste doit connaître la **structure de base de l'œil.**

Globe oculaire – sphère remplie de liquide constituant la partie principale de l'œil.

Cornée – tunique mince et transparente couvrant la face antérieure du globe oculaire qui laisse pénétrer la lumière dans l'œil.

Paupière – voiles membraneux mobiles qui protègent l'œil.

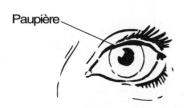

Vue antérieure de l'œil

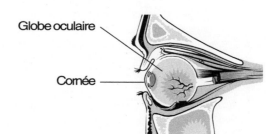

Coupe transversale de l'œil

Toute blessure de l'œil peut avoir des conséquences graves : **affaiblissement de la vue** ou **cécité**. Des **premiers soins** rapides et **bien administrés peuvent prévenir des lésions permanentes à l'œil atteint.**

Protection des yeux

· ·

2

Bien protéger ses yeux aide à prévenir les blessures de l'œil.

À la maison, au travail et pendant les loisirs, vous devez observer les **mesures de prévention** suivantes :

◆ porter des lunettes ou un masque de protection lorsque vous travaillez avec des outils ou des produits chimiques dangereux;

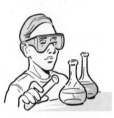 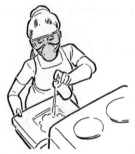

◆ ranger les produits chimiques ailleurs que sur des tablettes élevées et faire attention aux éclaboussures;

◆ protéger vos yeux lorsque vous vous livrez à une activité sportive telle que le racquetball, le squash ou le hockey;

◆ porter des lunettes de soleil UV 400 et un chapeau à bords larges lorsque vous êtes au soleil ou lorsque les rayons se reflètent sur la neige ou sur l'eau;

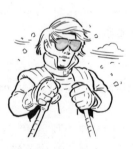 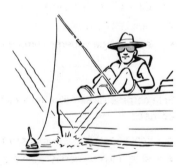

◆ éviter de regarder une source de lumière éblouissante telle qu'une soudeuse à l'arc ou une éclipse.

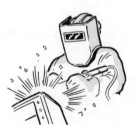 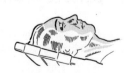

Petits corps étrangers dans l'œil

3

Des **petits corps étrangers**, tels des grains de sable, des poussières ou des cils, peuvent entrer dans l'œil, causant inconfort, rougeur et larmoiement.

Il ne faut pas tenter de déloger un petit corps étranger de l'œil quand :

◆ il se trouve sur la cornée;

◆ il est logé dans le globe oculaire ou y adhère;

◆ l'œil est enflammé et douloureux.

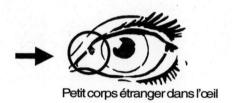

Petit corps étranger dans l'œil

Pour repérer et déloger un **corps étranger mobile** de l'œil, il peut s'avérer nécessaire d'effectuer un **examen de l'œil.** Observer les **principes généraux** suivants :

◆ dire au sujet de ne pas se frotter l'œil;

◆ vous laver les mains et mettre des gants;

◆ vous tenir debout à côté du sujet et maintenir sa tête immobile;

◆ écarter les paupières avec votre pouce et votre index;

◆ diriger une lumière sur le côté de l'œil et non directement dans celui-ci;

◆ essayer de repérer l'ombre du corps étranger.

Si le corps étranger **n'adhère pas au globe oculaire et qu'il ne repose pas sur la cornée** :

◆ tenter de l'ôter avec le **coin humecté** d'un mouchoir de papier ou d'un linge propre;

◆ si la douleur persiste même après l'extraction du corps étranger, obtenir des secours médicaux.

Remarque : Si le sujet porte des verres de contact, le laisser les enlever, puis poursuivre les premiers soins.

4

Si le larmoiement ne suffit pas à déloger un petit corps étranger mobile et que celui-ci cause de la douleur **sous la paupière supérieure**, vous devez :

◆ demander au sujet d'abaisser sa paupière supérieure par-dessus la paupière inférieure. Les cils de cette dernière feront alors fonction de brosse et pourront parvenir à déloger le corps étranger.

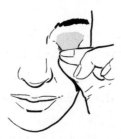

Si votre premier examen ne donne aucun résultat, vous devez examiner la face interne des paupières.

Pour exposer la face interne de la paupière supérieure, vous devez :

◆ faire asseoir le sujet face à la lumière;

◆ bien vous laver les mains et mettre des gants, si vous en avez à votre disposition;

◆ vous placer debout à côté du sujet;

◆ garder la tête du sujet immobile et lui demander de regarder vers le bas;

◆ placer un bâtonnet au bord de la paupière supérieure et presser délicatement vers l'arrière; **ne pas exercer** de pression sur l'œil;

◆ saisir les cils entre le pouce et l'index;

◆ ramener la paupière par-dessus le bâtonnet en la roulant vers l'arrière de manière à exposer l'envers de la paupière.

Si le corps étranger est visible :

◆ l'ôter avec le coin humecté d'un mouchoir ou d'un linge propre;

◆ si la douleur persiste même après l'extraction du corps étranger, couvrir l'œil atteint et obtenir des secours médicaux.

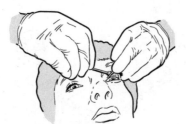 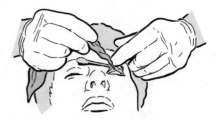

5

Pour **examiner** la **face interne de la paupière inférieure,** vous devez :

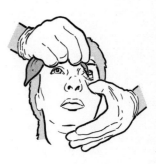

◆ bien vous laver les mains et porter des gants;

◆ faire asseoir le sujet face à la lumière;

◆ tirer doucement la paupière vers le bas en l'éloignant de l'œil, pendant que le sujet regarde vers le haut.

Si le corps étranger est visible :

◆ l'enlever avec le coin humecté d'un mouchoir de papier ou d'un linge propre;

◆ si la douleur persiste après l'extraction du corps étranger, obtenir des secours médicaux.

Si l'examen de l'œil ne permet de rien déceler et que l'irritation persiste, ne pas poursuivre vos efforts. Il faut :

◆ couvrir l'**œil atteint** d'un tampon oculaire ou d'un tampon de gaze fixé lâchement au moyen de ruban adhésif;

◆ obtenir **immédiatement** des secours médicaux.

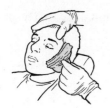 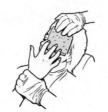 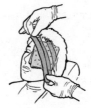

Couvrir l'œil atteint

Remarque : Il faut **seulement couvrir l'œil atteint** afin de réduire le stress que ressent la victime. Si les deux yeux sont atteints, couvrir l'œil le plus touché. Dans certaines circonstances, il peut être nécessaire de couvrir les deux yeux, dans le cas par exemple d'une brûlure causée par la lumière intense d'une soudeuse à l'arc. Rassurer souvent la victime en lui expliquant les gestes posés et le pourquoi de ceux-ci.

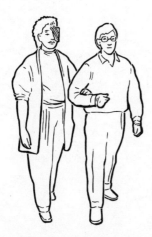 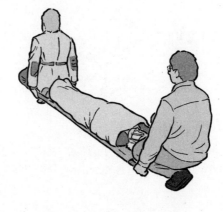

Objets incrustés ou logés dans l'œil

6

Si un **corps étranger** (petit objet) ou un **objet de grande taille** adhère à l'œil ou est logé dans les tissus environnants, **ne pas tenter d'en faire l'extraction.**

Vous devez :

◆ avertir la victime de ne pas se frotter l'œil. Cela pourrait aggraver la douleur et provoquer une plus grande irritation;

◆ faire allonger la victime et lui soutenir la tête pour réduire les mouvements le plus possible (si un passant est présent, lui confier cette tâche);

◆ bien vous laver les mains et mettre des gants si vous en avez à votre disposition.

Selon la taille du corps étranger, utilisez l'une des techniques suivantes pour faire un bandage.

Premiers soins pour un petit objet incrusté ou logé dans l'œil :

◆ fermer les paupières de la victime et couvrir l'œil atteint d'un tampon oculaire souple ou d'un tampon de gaze;

◆ s'assurer que le tampon couvre le front et la joue afin d'éviter qu'une pression ne soit exercée sur l'œil;

◆ fixer le tampon à l'aide d'une bande ou de morceaux de ruban adhésif peu serré;

◆ garder la tête de la victime immobile;

◆ obtenir des secours médicaux ou transporter la victime allongée vers un centre médical;

◆ poursuivre les soins jusqu'à ce que les secours médicaux prennent la relève.

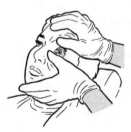 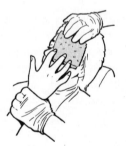 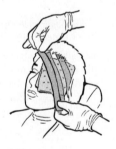

Remarque : Il ne faut pas essayer d'enlever le verre de contact d'un œil atteint sauf dans le cas d'une brûlure chimique.

7

Premiers soins pour un objet de grande taille incrusté dans l'œil :

◆ faire allonger la victime;

◆ placer des pansements autour de l'objet, en utilisant la technique de la "cabane en rondins" (superposition de pansements autour de l'objet) afin d'empêcher l'objet de bouger et fixer les pansements en place à l'aide de ruban adhésif;

◆ s'assurer qu'aucune pression n'est exercée sur l'objet;

◆ immobiliser la tête afin de prévenir tout mouvement;

◆ transporter la victime sur un brancard vers des secours médicaux;

◆ poursuivre les soins jusqu'à ce les secours médicaux prennent la relève.

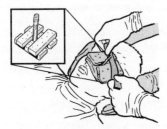

Technique de la "cabane en rondins"

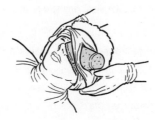

Gobelet et bandage

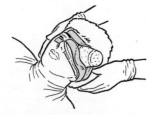

Gobelet fixé en place avec du ruban adhésif

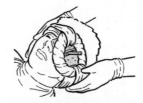

Bandage-tampon annulaire

Différents moyens de maintenir immobile un objet incrusté dans l'œil

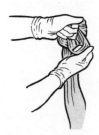 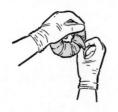 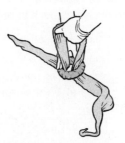 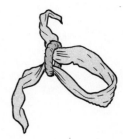

Confection d'un bandage-tampon annulaire

Plaies de l'œil

8

Toute **plaie ou meurtrissure dans la région de l'œil** est grave en raison des lésions sous-jacentes possibles.

Une **meurtrissure aux tissus mous** entourant l'œil résulte en général d'un coup infligé par un objet contondant. Le bleu n'apparaît pas toujours immédiatement, mais il peut y avoir des dommages aux os qui entourent l'œil et aux structures internes. Toute **plaie au globe oculaire** causée par un objet tranchant ou pointu est grave car il peut y avoir atteinte à la vision. Une **plaie à la paupière** peut être accompagnée de **blessures au globe oculaire**. Ce type de plaie entraîne habituellement un saignement abondant parce que les tissus sont richement irrigués en sang.

Pour donner les premiers soins en cas de plaies à l'œil, vous devez :

◆ faire allonger la victime en soutenant la tête afin d'empêcher tout mouvement;

◆ bien vous laver les mains et mettre des gants si vous en avez à votre disposition;

◆ fermer la paupière et couvrir l'œil atteint d'un tampon oculaire souple ou d'un tampon de gaze maintenu en place par du ruban adhésif peu serré;

◆ poser un pansement sur la région touchée s'il y a un saignement. Cela devrait l'enrayer;

◆ **ne jamais** exercer de pression sur le globe oculaire;

◆ obtenir des secours médicaux ou transporter la victime, la tête soutenue, sur un brancard;

◆ poursuivre les soins jusqu'à ce que les secours médicaux prennent la relève.

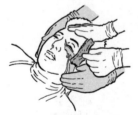

Soutenir la tête

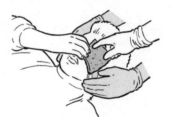

Couvrir l'œil

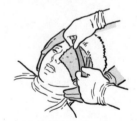

Fixé le tampon de gaze en place avec du ruban adhésif

9

Des énoncés suivants, choisissez les gestes de premiers soins que vous devez poser en cas de blessures dans la région de l'œil.

☐ A. Placer le sujet au repos et prévenir tout mouvement de la tête.

☐ B. Une grave hémorragie de l'œil doit être réprimée par pression directe.

☐ C. Une fois l'hémorragie d'une plaie à la paupière enrayée, laisser le pansement en place et bander l'œil atteint.

☐ D. Il faut poser un bandage serré sur un œil meurtri afin d'arrêter l'hémorragie interne.

☐ E. Lors de l'administration des premiers soins pour une plaie à l'œil, il faut éviter de faire pression sur le globe oculaire.

Désorbitation de l'œil

10

Il peut arriver qu'une violente blessure fasse sortir l'œil de son orbite.

Donnez les premiers soins en procédant de la façon qui suit :

◆ bien vous laver les mains et mettre des gants, si vous en avez à votre disposition;

◆ **ne pas tenter de replacer le globe oculaire dans son orbite;**

◆ couvrir délicatement l'œil blessé d'un pansement humide et d'un gobelet maintenus en place à l'aide d'une bande;

◆ obtenir des secours médicaux. Si cela n'est pas possible –

❖ faire étendre le sujet sur le dos, la tête immobilisée, et le transporter vers un centre médical sur un brancard;

❖ poursuivre les soins jusqu'à ce que les secours médicaux prennent la relève.

Veiller à ce que le sujet reste calme et le déplacer avec soin, à défaut de quoi les dommages risquent de s'aggraver.

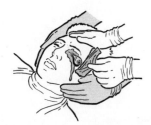
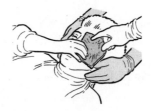
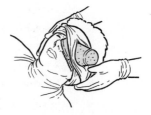

Application d'un pansement de gaze humide

Gobelet et bandage

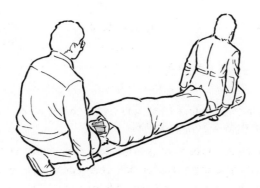

Transporter la victime allongée

Brûlures de l'œil

11

Les **yeux** peuvent être atteints par des **substances corrosives** (acides ou alcalis). Les produits chimiques sous forme liquide ou solide causent de **graves brûlures.** Une brûlure chimique provoque ordinairement une douleur intense.

Les premiers soins consistent à expulser et à diluer le corrosif en irriguant immédiatement l'œil. **Il faut agir sans tarder!**

◆ Bien vous laver les mains et mettre des gants, si vous en avez à votre disposition.

◆ Faire asseoir le sujet, la tête renversée vers l'arrière et légèrement tournée vers le côté blessé.

Si le produit chimique qui a pénétré dans l'œil est en **poudre**, il faut d'abord :

◆ essuyer le produit chimique à l'aide d'un mouchoir propre et sec. **Ne pas** se servir de vos mains nues;

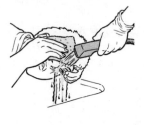

◆ protéger l'œil indemne;

◆ écarter délicatement les paupières du sujet;

◆ irriguer l'œil avec de l'eau tiède ou fraîche pendant **au moins 15 minutes**. Faire attention à ce que la substance ne s'écoule pas dans l'œil indemne;

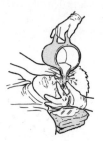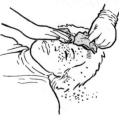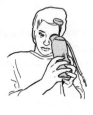

◆ couvrir l'œil atteint de pansements;

◆ lorsque les deux yeux sont atteints, couvrir l'œil le plus touché à moins que le sujet préfère avoir les deux yeux couverts;

◆ obtenir **immédiatement** des secours médicaux.

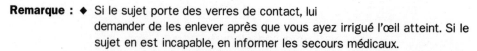

Remarque : ◆ Si le sujet porte des verres de contact, lui demander de les enlever après que vous ayez irrigué l'œil atteint. Si le sujet en est incapable, en informer les secours médicaux.

◆ Dans les lieux où le risque de brûlures chimiques aux yeux est grand, on devrait avoir sous la main l'équipement d'irrigation oculaire adéquat.

Brûlures de l'œil par lumière intense

12

Des **brûlures** à l'œil peuvent être **causées par une lumière intense** comme les rayons solaires réfléchis sur la neige, l'éclat d'une soudeuse à l'arc, ou les lasers. Ces brûlures **ne sont pas toujours douloureuses,** mais elles peuvent le devenir plusieurs heures après l'exposition.

Si une personne ressent une sensation de brûlure aux yeux après avoir été exposée à une lumière intense, vous devez :

◆ bien vous laver les mains et mettre des gants, si vous en avez à votre disposition;

◆ couvrir les deux yeux de pansements épais et humectés d'eau fraîche;

◆ fixer les pansements en place (avec du ruban adhésif ou une bande étroite);

◆ rassurer le sujet puisqu'il est temporairement aveuglé;

◆ obtenir des secours médicaux;

◆ poursuivre les soins jusqu'à ce que les secours médicaux prennent la relève.

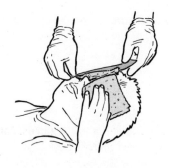

Couvrir les yeux de tampons de gaze humide maintenus en place par du ruban adhésif

ou

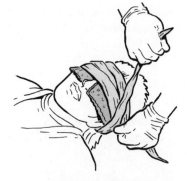

Assujettir les tampons de gaze humide à l'aide de bandes étroites

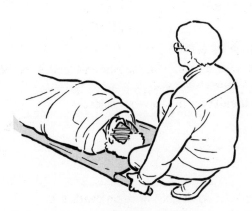

Transporter le sujet les yeux couverts

Brûlures thermiques aux paupières

13

Le blessé dont le visage est brûlé par le feu ferme les yeux rapidement devant la chaleur. C'est là une réaction instinctive qui protège les yeux; toutefois, les **paupières** demeurent exposées et sont parfois brûlées. Dans ce cas, la victime **requiert des soins spéciaux.**

Pour donner les premiers soins en cas de brûlures thermiques aux paupières, vous devez :

- ◆ bien vous laver les mains ou mettre des gants, si vous en avez à votre disposition;
- ◆ couvrir les paupières de pansements humectés d'eau fraîche. La victime sera temporairement aveugle; vous devez donc la rassurer souvent et lui expliquer les gestes que vous posez. Si la victime refuse que vous lui couvriez les deux yeux, et ce, même après que vous lui ayez donné le pourquoi de ce geste et que vous l'ayez rassurée, couvrez un seul œil;
- ◆ fixer les pansements en place;
- ◆ obtenir immédiatement des secours médicaux;
- ◆ poursuivre les soins jusqu'à ce que les secours médicaux prennent la relève.

Rappelez-vous qu'une blessure à la paupière peut être accompagnée de lésions au globe oculaire.

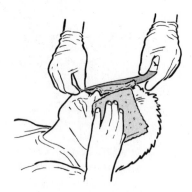

Couvrir les deux yeux de tampons de gaze humide

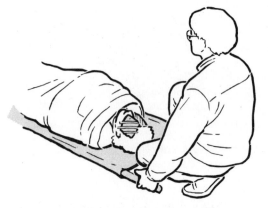

Transporter le sujet allongé

14

Répondez vrai (**V**) ou faux (**F**) à chacun des énoncés suivants.

- ☐ A. Les brûlures aux paupières ne sont pas jugées sérieuses et n'exigent pas de soins médicaux.
- ☐ B. Une partie des premiers soins en cas de brûlures aux paupières consiste en l'application de plusieurs épaisseurs de pansements imbibés d'eau fraîche.
- ☐ C. La nature protège le globe oculaire de la chaleur grâce aux larmes qui le rafraîchissent.
- ☐ D. La superposition de plusieurs pansements humides et frais sur la région oculaire en réduit la température et soulage la douleur.

Blessures de l'œil – révision

15

1. Une personne dit avoir une poussière sous la paupière supérieure. Lesquelles des illustrations suivantes représentent les techniques de premiers soins qui conviennent dans un tel cas?

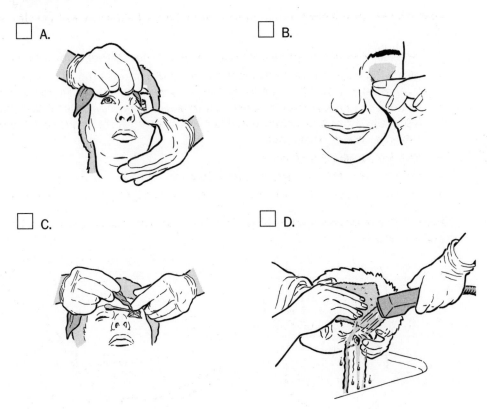

☐ A.

☐ B.

☐ C.

☐ D.

2. Si vous n'avez pas réussi à extraire la poussière de l'œil, indiquez laquelle des illustrations suivantes représente la façon de procéder pour couvrir l'œil atteint?

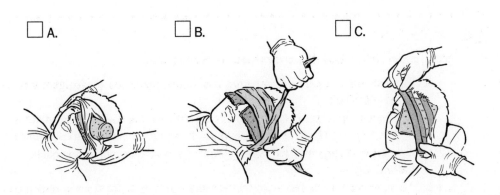

☐ A.

☐ B.

☐ C.

1.B 1.C 2.C

Remarques

· ·

EXERCICE 19

LES BRÛLURES

La peau

1

Une connaissance de base de la peau et des tissus sous-jacents vous aidera à comprendre la gravité des lésions qu'une **brûlure** peut causer et à **donner les premiers soins appropriés**.

Selon la profondeur de la brûlure, les tissus suivants peuvent être lésés :

◆   la couche supérieure de la peau (épiderme)
◆   la seconde couche de peau (derme)
◆   le tissu adipeux
◆   le tissu musculaire

La peau **protège** l'organisme contre les blessures, les températures extrêmes et l'infection.

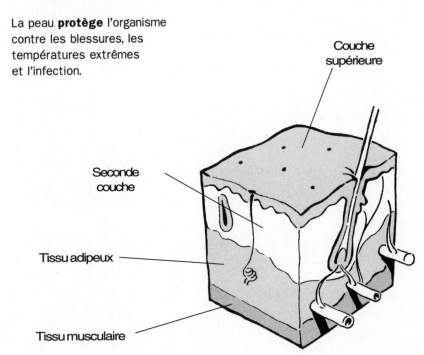

La peau et les tissus sous-jacents

Prévention des brûlures

2

Les **brûlures** sont une des causes premières de blessures au foyer, notamment chez les personnes âgées et les jeunes enfants. Les illustrations ci-dessous représentent des **situations dangereuses** qui peuvent entraîner des brûlures.

On peut **prévenir les brûlures** en faisant attention aux symboles qui apparaissent sur les étiquettes de produits dangereux ...

Danger corrosif

Danger inflammable

Danger explosif

Danger radiation

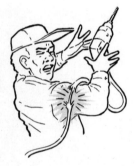

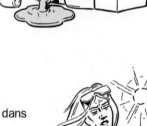

et en adoptant les **mesures de sécurité** suivantes :

- porter des gants de protection pour soulever ou toucher des objets chauds ou pour manipuler des produits corrosifs;
- vous assurer que l'équipement électrique est en bon état;
- ranger les produits inflammables dans un endroit bien aéré;
- bien étiqueter les corrosifs et les produits chimiques inflammables ou les substances radioactives et les ranger dans un endroit sûr;
- ne pas fumer au lit;
- surveiller les enfants et les personnes âgées qui se trouvent près d'une cuisinière en marche ou dans la baignoire;
- installer des détecteurs de fumée et des extincteurs dans la maison et les vérifier en suivant les indications du fabricant;
- élaborer un plan d'évacuation et s'exercer à le mettre en œuvre;
- porter des vêtements protecteurs lorsque vous êtes exposé à des matières radioactives;
- prévenir les coups de soleil en portant un chapeau et en utilisant un filtre solaire;
- porter des lunettes de soleil les jours de grand soleil;
- être prudent près d'un feu en plein air;
- porter des vêtements ignifuges.

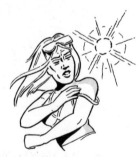

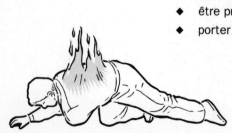

Types de brûlures

. . . .

3

Les **brûlures** causent des lésions à la peau et aux autres tissus sous-jacents.

Les brûlures sont classées selon le mécanisme causal de la blessure (cause) :

◆   **la chaleur** – chaleur sèche
  – chaleur humide
  – friction

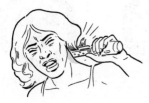

Chaleur sèche

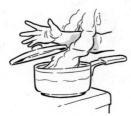

Chaleur humide

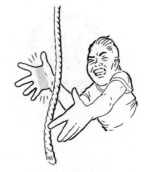

Friction

◆   **les produits corrosifs**   ◆   **le courant électrique**

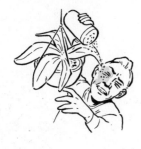

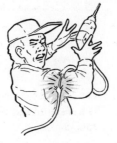

◆   **les radiations** – rayons du soleil
  – matières radioactives

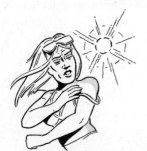

Rayons du soleil

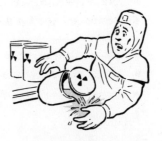

Matières radioactives

Signes et symptômes d'une brûlure

4

Les signes et symptômes d'une brûlure varient selon la profondeur des tissus atteints. La **profondeur** des tissus atteints définit le degré de la brûlure.

Brûlure du premier degré :

brûlure superficielle; seule la couche supérieure de la peau est endommagée

Signes :

◆ peau rouge et sèche, légère enflure

Symptômes :

◆ douleur peut être légère ou vive

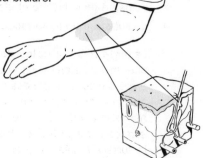

Brûlure du premier degré

Brûlure du deuxième degré :

brûlure modérément profonde; la couche supérieure de la peau et la seconde couche sont endommagées

Signes :

◆ peau à vif et moite, couleur variant du blanc au rouge cerise, ampoules qui laissent suinter un liquide clair

Symptômes :

◆ douleur terrible

Brûlure du deuxième degré

Brûlure du troisième degré

détruit les chairs en profondeur; les dommages peuvent aussi s'étendre aux tissus sous-jacents
– nerfs, muscles et tissus adipeux. Les brûlures du troisième degré s'accompagnent souvent de brûlures du deuxième degré, lesquelles sont très douloureuses.

Signes :

◆ peau blanche, d'apparence cireuse, qui devient
sèche et ressemble à du cuir

◆ peau et tissus sous-jacents calcinés

Symptômes :

◆ région brûlée en profondeur presque ou totalement indolore

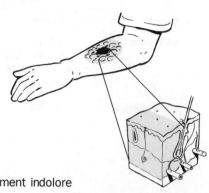

Brûlure du troisième degré

Gravité d'une brûlure

5

La **gravité** d'une brûlure dépend :

◆ du degré de la brûlure ou de la profondeur des tissus atteints;

◆ de l'étendue de la surface corporelle brûlée;

La **règle des multiples de neuf** permet de déterminer l'étendue de la surface cutanée qui a été brûlée. La règle des multiples de neuf consiste à subdiviser le corps en régions, chacune d'elles représentant 9 p. cent de la surface cutanée totale. Plus la surface brûlée est grande, plus la brûlure est grave.

◆ de l'endroit de la brûlure;

◆ de l'âge de la victime.

Des **secours médicaux** sont toujours requis lorsqu'une brûlure :

◆ est profonde;

◆ couvre une grande surface;

◆ est située au visage, dans la bouche ou dans la gorge et peut gêner la respiration;

◆ est causée par un produit chimique ou par un courant électrique;

◆ atteint un bébé ou une personne âgée.

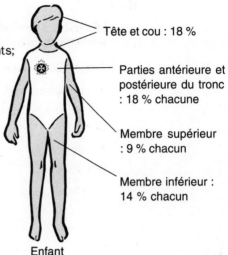

Tête et cou : 18 %

Parties antérieure et postérieure du tronc : 18 % chacune

Membre supérieur : 9 % chacun

Membre inférieur : 14 % chacun

Enfant

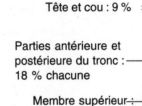

la paume de la main = 1%

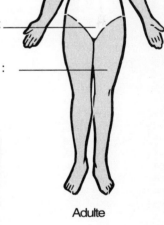

Tête et cou : 9 %

Parties antérieure et postérieure du tronc : 18 % chacune

Membre supérieur : 9 % chacun

Organes génitaux externes : 1 %

Membre inférieur : 18 % chacun

Adulte

Gravité des brûlures			
	Pourcentage de la surface corporelle brûlée		
Gravité	1er degré	2e degré	3e degré
brûlure mineure	<20% **pas de brûlures** du visage, des mains, des pieds ni des organes génitaux	<15% (<10% chez l'enfant)	<2%
brûlure modérée	50–70%	15–30% (10–20% chez l'enfant)	2–10% pas de brûlures du visage, des mains ni des pieds
brûlure grave	>70%	>30% (>20% chez l'enfant)	>10% (>2% chez l'enfant) ou toute partie du visage, des mains, des pieds ou des organes génitaux

Inhalation de fumée

6

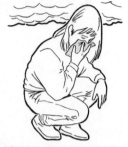

Couvrir votre bouche et votre nez d'un linge humide

Les voies respiratoires et les poumons peuvent être gravement atteints par la fumée qui se dégage d'un feu.

Pour réduire les risques d'inhalation de fumée :

◆ rester au ras du sol;

◆ se couvrir la bouche et le nez d'un linge humide;

◆ sortir de la zone enfumée aussi rapidement que possible;

◆ porter l'équipement de protection approprié lorsque vous vous trouvez à proximité d'un incendie d'origine industrielle.

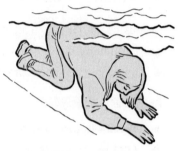

Rester au ras du sol

Si vos vêtements prennent feu :

◆ **ARRÊTEZ-VOUS** – ne courez pas;

◆ **JETEZ-VOUS** par terre;

◆ **ROULEZ** plusieurs fois pour éteindre les flammes.

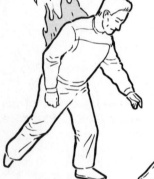

Vous arrêtez

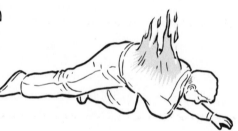

Vous jeter par terre

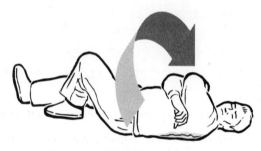

Rouler

7

Vous essayez de sortir d'une pièce en flammes. Votre veston a commencé à brûler. Quels gestes devez-vous poser pour éviter des graves brûlures?

Cochez ☑ les bonnes réponses.

☐ A. Vous rouler sur le sol si vos vêtements sont en feu.

☐ B. Vous lever et courir vers la porte.

☐ C. Ramper sur le sol vers la porte.

☐ D. Respirer à travers un mouchoir humide.

☐ E. Ouvrir les fenêtres pour faire entrer de l'air frais.

Premiers soins pour les brûlures thermiques

8

Lorsque vous avez subi une brûlure, **rafraîchissez immédiatement la région atteinte** :

◆ immergez la partie brûlée dans de **l'eau fraîche** jusqu'à ce que la douleur soit soulagée;

◆ enlevez les bijoux;

◆ desserrez les vêtements ajustés avant que l'enflure n'apparaisse.

Si vous ne pouvez pas immerger la région brûlée, vous devez :

◆ verser doucement de l'eau fraîche sur la brûlure;

◆ appliquer un linge propre imbibé d'eau fraîche.

Rafraîchir une brûlure :

◆ **réduira** la température de la région atteinte et préviendra d'autres lésions aux tissus;

◆ **réduira** l'enflure et la formation d'ampoules;

◆ **apaisera** la douleur.

Lorsque la douleur devient moins intense, vous devez :

◆ couvrir la région atteinte d'un pansement lâche, de préférence stérile, ou d'un matériel propre;

◆ fixer le pansement en place au moyen de ruban adhésif en **évitant** que celui-ci touche la brûlure;

◆ obtenir des secours médicaux.

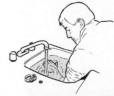

Immerger la région brûlée dans de l'eau fraîche

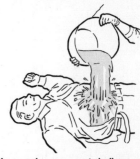

Verser doucement de l'eau fraîche sur la région brûlée

ou

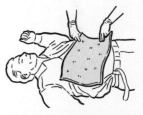

La couvrir d'un linge imbibé d'eau fraîche

9

Cochez ☑ les bonnes réponses aux **questions suivantes**.

Vous vous brûlez la main sur une cuisinière chaude. Que devez-vous faire pour soulager la douleur et empêcher d'autres lésions au foyer de la brûlure?

☐ A. Immerger la main dans un évier rempli d'eau tiède.

☐ B. Couvrir la région brûlée d'un pansement adhésif.

☐ C. Plonger la main dans un évier rempli d'eau fraîche.

☐ D. Enlever toutes les bagues.

Un homme s'est brûlé à la poitrine et à l'abdomen. Comment pouvez-vous soulager la douleur durant le transport vers des secours médicaux?

☐ E. Rincer la partie atteinte avec de l'eau fraîche et salée.

☐ F. Exercer une pression directe sur la région brûlée.

☐ G. Couvrir la région brûlée de linges imbibés d'eau fraîche.

☐ H. Appliquer des serviettes imbibées d'eau chaude sur la brûlure.

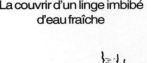

Couvrir la région brûlée d'un matériel propre

Premiers soins pour les brûlures chimiques

10

Les **produits corrosifs** continuent de brûler tant qu'ils sont sur la peau. Pour réduire les dommages causés par un produit corrosif, **vous devez agir rapidement** :

◆ effectuez un examen des lieux;

◆ **irriguez immédiatement la région atteinte** avec de l'eau **fraîche**;

◆ s'il y a lieu, effectuez un examen primaire de la victime et donnez les premiers soins pour les urgences vitales;

◆ irriguez la région atteinte tout en enlevant les vêtements de la victime;

◆ continuez d'irriguer pendant **15 à 20 minutes**.

Si le corrosif renversé est sous forme de **poudre sèche** :

◆ retirez le vêtement contaminé;

◆ essuyez de la peau toute trace du produit :

  ❖ **ne vous servez pas de vos mains nues!**

◆ irriguez la région atteinte avec de l'eau fraîche pendant **15 à 20 minutes**.

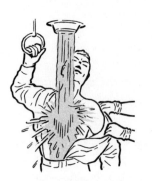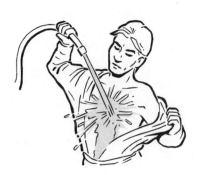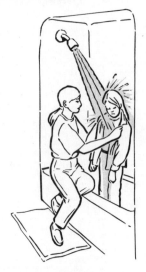

Après avoir irrigué la région atteinte, vous devez :

◆ couvrir la brûlure d'un pansement propre;

◆ obtenir des secours médicaux.

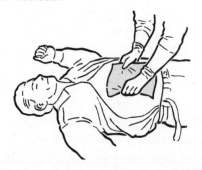

Remarque : Les premiers soins pour des brûlures spécifiques, par exemple, celles causées par du sulfure liquide, peuvent varier des règles générales. Vous devez connaître les produits chimiques qui sont utilisés dans votre milieu de travail et être initié aux techniques de premiers soins appropriées.

Premiers soins pour les brûlures électriques

11

Les brûlures par courant électrique peuvent être plus sérieuses qu'il n'y paraît. En plus des brûlures profondes et du **troisième degré** proprement dites aux points d'entrée et de sortie du courant, le choc peut aussi causer -

- **un arrêt respiratoire;**
- **un arrêt cardiaque;**
- **des fractures et des luxations.**

Les premiers soins en cas de brûlure électrique sont les suivants :

- effectuer un examen des lieux;
- couper le courant **ou**
  éloigner la victime de la source électrique si cela ne présente aucun danger;
- effectuer un examen primaire de la victime et prodiguer les premiers soins suivants :
  - ❖ vérifier la respiration et donner au besoin la respiration artificielle;
  - ❖ évaluer les signes de circulation et donner la RCR si nécessaire;
- couvrir les brûlures aux points d'entrée et de sortie du courant à l'aide de pansements propres et secs;
- soutenir et maintenir immobiles les fractures et les luxations;
- obtenir des secours médicaux.

Courant électrique

Avertissement : Il ne faut jamais s'approcher d'une victime atteinte d'une blessure causée par l'électricité avant d'avoir coupé le courant. Si des fils électriques jonchent le sol, appeler la compagnie d'électricité ou d'autres autorités qui se chargeront de rendre les lieux sûrs.

Blessures causées par la foudre

Si plusieurs personnes ont été frappées par la foudre, **donner tout d'abord les premiers soins à celles qui semblent sans vie.** Une personne qui est victime de la foudre à une meilleure chance d'être réanimée que celle dont le coeur a cessé de battre pour quelque autre raison.

Couper le courant à la source

Étapes à suivre

- Effectuer un examen des lieux et rendre les lieux sûrs, par exemple, arbres brisés, éclats de verre;
- **Remarque :** Vous pouvez toucher les personnes qui ont été frappées par la foudre sans crainte d'être électrocuté;
- Déterminer de façon succincte les circonstances de l'incident et établir le mécanisme causal des blessures;
- Soutenir la tête et le cou de la victime et les maintenir immobiles afin de ne pas aggraver les blessures à la colonne vertébrale dont elle peut souffrir;
- Effectuer un examen primaire de la victime;
- Commencer la RA ou la RCR afin d'assurer les fonctions respiratoires et cardiaque;
- Dès que la victime commence à respirer et que sa circulation est rétablie, surveiller continuellement sa respiration et ses signes de circulation;
- Ceuc-ci peuvent s'interrompre de nouveau;
- Poursuivre les soins continus jusqu'à ce que les secours médicaux prennent la relève.

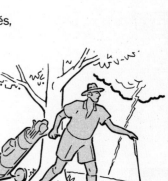

Premiers soins pour les brûlures par radiation

12

Les brûlures par radiation causées par des matières radioactives ne sont pas du ressort du secouriste. Les personnes qui travaillent avec des matières radioactives doivent s'initier aux mesures à prendre et aux premiers soins à administrer dans les cas d'irradiation. Le secouriste peut toutefois traiter les brûlures par radiation causées par le soleil.

Coup de soleil bénin

◆ Éponger la brûlure avec de l'eau fraîche **ou** couvrir la région atteinte d'un linge qui a trempé dans de l'eau fraîche.

◆ Appliquer un onguent ou une crème pharmaceutique pour le traitement des coups de soleil en suivant les directives qui apparaissent sur l'étiquette.

Attention : *Certaines préparations peuvent causer des réactions allergiques. Le coup de soleil est le seul type de brûlure qui nécessite l'application d'un onguent.*

◆ Protéger la surface brûlée du soleil.

◆ Ne par crever les ampoules.

Coup de soleil grave

◆ Donner les premiers soins pour les brûlures thermiques.

◆ Si la victime vomit ou souffre de la fièvre, obtenir immédiatement des secours médicaux.

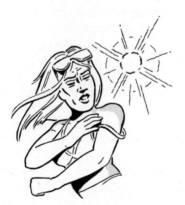

Coup de soleil bénin

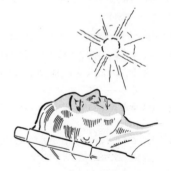

Coup de soleil grave

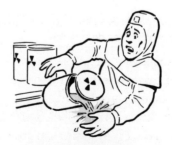

Brûlure par matière
radioactive

Complications qui peuvent résulter d'une brûlure

13

Les brûlures se compliquent parfois des problèmes suivants :

◆ **les difficultés respiratoires**
   ❖ de graves brûlures au visage indiquent que la victime peut avoir aspiré une fumée brûlante ou des vapeurs

◆ **l'état de choc**
   ❖ provoqué par la douleur et la perte de liquides organiques

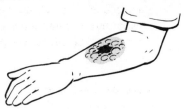

Infection

◆ **l'infection**
   ❖ constitue un danger grave quand l'épiderme est brûlé et que les tissus sous-jacents sont exposés à l'air

◆ **l'enflure**
   ❖ particulièrement lorsque des vêtements serrés ou des bijoux constrictifs interrompent la circulation vers la région brûlée

Précautions à prendre lors de l'administration de premiers soins en cas de brûlures

En administrant les premiers soins pour une brûlure, évitez d'aggraver la blessure et de contaminer la région atteinte.

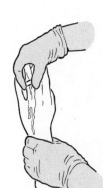

Enlever les bagues avant que l'enflure n'apparaisse

◆ **NE PAS** trop refroidir la victime et provoquer ainsi une baisse dangereuse de la température du corps.

◆ **NE PAS** retirer les vêtements qui adhèrent à la brûlure. Cela pourrait aggraver la brûlure et la contaminer davantage.

◆ **NE PAS** crever les ampoules.

◆ **NE PAS** toucher la surface brûlée avec vos doigts.

◆ **NE PAS** souffler ou tousser sur la brûlure et ne pas parler au-dessus de celle-ci.

◆ **NE PAS** appliquer de lotion, d'huile, de beurre ou autre corps gras sur la brûlure.

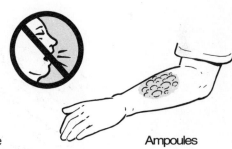

Ampoules

◆ **NE PAS** couvrir la brûlure d'ouate hydrophile et de pansements et de ruban adhésifs.

14

Répondez vrai (**V**) ou faux (**F**) aux énoncés suivants qui décrivent des façons de prévenir les complications qui peuvent survenir en cas de brûlures.

☐ A. Vérifier si la victime souffrant d'une brûlure éprouve des difficultés respiratoires.

☐ B. Vérifier si la victime a la peau pâle, froide et moite et si son pouls est faible et rapide.

☐ C. Retirer les bagues avant que les tissus n'enflent.

☐ D. Enlever la blouse de la victime qui adhère à la peau brûlée.

☐ E. Retirer les morceaux de peau et de tissu brûlés en vous servant de vos doigts propres.

☐ F. Drainer les ampoules avant de poser un pansement.

A.V B.V C.V D.F E.F F.F

Remarques

· ·

L'EMPOISONNEMENT, LES MORSURES ET LES PIQÛRES

Causes de l'empoisonnement

1

Poison

Poison se dit de toute substance qui, en pénétrant dans le corps, peut causer une blessure, une maladie ou la mort.

De nombreux articles d'usage courant ne portant pas de symboles de sécurité (danger, avertissement, attention) peuvent constituer des produits toxiques, notamment :

Symbole d'un poison

◆ tabac

◆ alcool

◆ certaines plantes d'intérieur

◆ denrées avariées

◆ médicaments lorsqu'on ne se conforme pas au mode d'emploi.

De nombreuses substances qui ne sont pas toxiques en petites quantités peuvent être nocives en grandes quantités.

Certaines substances toxiques sont étiquetées comme telles au moyen de symboles que vous devez reconnaître :

Danger Poison

Comment prévenir l'empoisonnement

2

Le meilleur remède contre l'empoisonnement, c'est la prévention.

Vous pouvez prévenir de nombreux cas **d'empoisonnement à la maison** en prêtant attention aux symboles qui apparaissent sur les étiquettes de produits dangereux et en prenant les précautions suivantes :

◆ Lire attentivement les étiquettes des contenants avant d'utiliser un médicament, un produit chimique ou un insecticide.

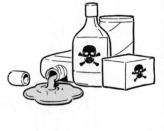

◆ Conserver les substances toxiques dans leur contenant d'origine.

◆ S'assurer d'une aération adéquate lors de l'utilisation de produits ou de moteurs à combustion dont les émanations peuvent être toxiques pour éviter une trop grande concentration des vapeurs.

◆ Garder tous les médicaments, les produits de nettoyage, les plantes toxiques et autres substances dangereuses hors de la portée des enfants.

◆ Mettre des capuchons à l'épreuve des enfants sur les contenants de médicaments et autres produits.

◆ Enseigner aux enfants comment reconnaître les plantes toxiques à l'intérieur et à l'extérieur.

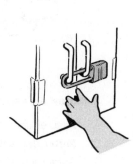

◆ Éviter de commettre une erreur en prenant ou en administrant un médicament; observer les **cinq règles** suivantes :

❖ donner le **médicament prescrit;**

❖ donner le médicament à la **personne concernée;**

❖ donner le médicament au **moment indiqué;**

❖ donner le médicament en suivant la **méthode requise;**

❖ donner la **quantité exigée.**

◆ Jeter avec soin les produits périmés.

◆ Avant d'aller dans une région isolée, à plus d'une heure de route du téléphone le plus près, vous devez communiquer avec le centre antipoison de votre région afin d'obtenir des conseils pour prévenir l'empoisonnement et des renseignements sur les premiers soins à administrer.

Pour prévenir **les empoisonnements en milieu de travail**, les employeurs et les employés doivent suivre les lignes directrices des gouvernements, telles qu'énoncées par le Système d'information sur les matières dangereuses utilisées au travail (SIMDUT).

3

Chacune des illustrations suivantes représente une situation dangereuse/un mécanisme causal de blessures qui risque de provoquer un empoisonnement.

Associez chaque situation à la mesure de sécurité qui convient. Inscrivez le chiffre approprié dans chacune des cases.

☐ A.

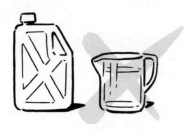

☐ B.

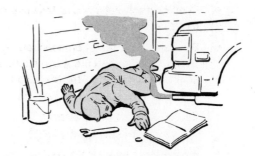

☐ C.

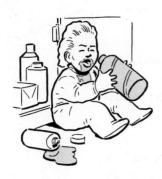

☐ D.

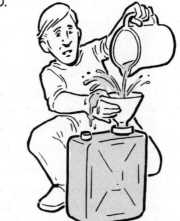

Mesures de sécurité

1. Assurer une ventilation adéquate là où les émanations peuvent s'accumuler.
2. Porter des vêtements appropriés lorsque vous manipulez des substances toxiques.
3. Garder les substances toxiques dans leur contenant d'origine.
4. Garder les substances toxiques, y compris les médicaments, hors de la portée des enfants.

A.3 B.1 C.4 D.2

Modes de pénétration d'un poison dans l'organisme

4

Les poisons peuvent pénétrer dans l'organisme de **quatre** façons différentes.

Un poison peut être –

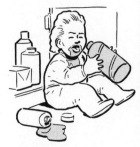

◆ **ingéré**, p. ex., denrée avariée, liquide toxique, surdose de médicaments;

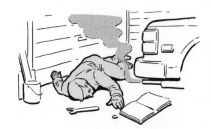

◆ **inhalé**, p. ex., gaz d'échappement, émanations dans les silos, vapeurs de colle, peinture;

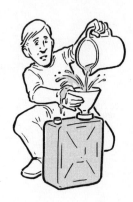

◆ **absorbé** par la peau, p. ex., plantes d'intérieur toxiques, sumac vénéneux, insecticides;

◆ **injecté**, p. ex., drogues, piqûres d'insectes.

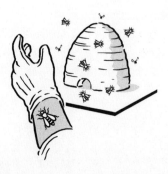
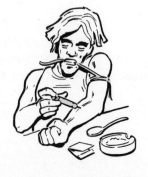
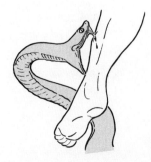

Circonstances d'un empoisonnement

5

Si vous soupçonnez un empoisonnement, essayez de déterminer les **circonstances de l'incident**. Avant de donner les premiers soins, il faut tenir compte des **quatre facteurs** suivants.

Interroger la victime consciente et les personnes présentes ou examiner les lieux de l'incident :

◆ **identifier** le poison –
  ❖ regarder s'il y a des bouteilles, des pilules, etc.; conserver les vomissures pour fins d'analyse médicale;
◆ déterminer la **quantité** absorbée –
  ❖ évaluer quelle quantité de poison a été absorbée en vous basant sur la dimension du contenant, la quantité de pilules ou d'agents chimiques contenus à l'origine et la portion restante;
◆ identifier le **mode de pénétration** du poison;
◆ déterminer **combien de temps** s'est écoulé depuis l'absorption du poison.

Laissez-vous guider par votre bon sens pour en découvrir le plus possible sur une urgence toxique.

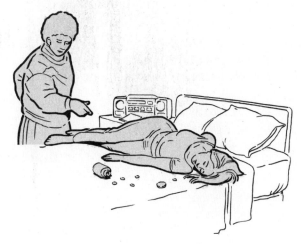

6

Vous découvrez dans le jardin un enfant de 4 ans tenant dans ses mains une bouteille de pesticide liquide ouverte. Quels renseignements devez-vous chercher à obtenir immédiatement?

Cochez ☑ les bonnes réponses.

- [ ] A. Où a-t-il trouvé le pesticide?
- [ ] B. L'enfant a-t-il bu du pesticide?
- [ ] C. Le pesticide était-il rangé dans une armoire verrouillée?
- [ ] D. Combien de pesticide l'enfant a-t-il bu, le cas échéant?
- [ ] E. Si l'enfant a bu du pesticide, combien de temps s'est écoulé depuis?

B D E

Traitement général en cas d'empoisonnement

7

Si vous soupçonnez qu'une personne est victime d'un empoisonnement, vous devez **agir rapidement** et rester calme.

◆ Effectuez un examen des lieux de l'incident.

◆ Éloignez la victime de la source du danger. Prenez garde de ne pas vous blesser.

◆ Recueillez le plus de renseignements possible au sujet du poison absorbé.

◆ Évaluez la faculté de réponse de la victime.

Si la victime ne réagit pas :

◆ appelez les secours médicaux immédiatement;

◆ effectuez un examen primaire de la victime;

◆ si vous devez donner la **respiration artificielle** et qu'il y a trace de poison ou présence de blessures autour de la bouche de la victime, utilisez la méthode du **bouche-à-nez** et portez un masque ou un écran facial;

◆ placez la victime inconsciente qui respire en position latérale de sécurité et surveillez attentivement sa respiration;

◆ poursuivez les soins jusqu'à ce que les secours médicaux prennent la relève.

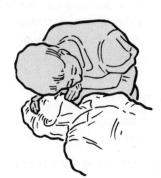

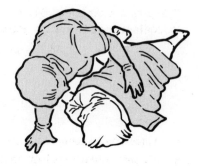

Ne jamais provoquer le vomissement chez un sujet inconscient ou somnolent.

Si la victime réagit :

◆ communiquez avec le **centre antipoison** de votre région ou un médecin; transmettez tout renseignement concernant l'incident et **suivez les conseils** qui vous seront donnés. Vous trouverez le numéro de téléphone du centre antipoison au début de l'annuaire téléphonique.

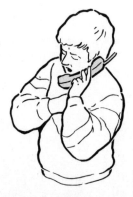

Poison ingéré

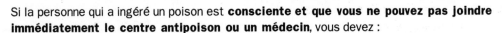

8

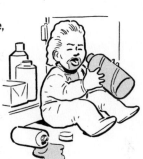

Les signes/indices et symptômes suivants peuvent indiquer que le poison a été **pris par la bouche** (ingéré).

Signes/indices :

◆ bouteille de pilules ou contenant de produit de nettoyage liquide, ou autre substance, vide ou à moitié plein

◆ brûlures à l'intérieur ou autour de la bouche, p. ex., acide, alcali

◆ odeur distinctive de l'haleine, p. ex., produits dérivés du pétrole, tels le kérosène, l'essence, l'encaustique

◆ vomissements, diarrhée

◆ lèvres tachées,

Symptômes :

◆ nausées

◆ crampes abdominales

Les signes et symptômes peuvent se manifester immédiatement ou à retardement.

Si la personne qui a ingéré un poison est **consciente et que vous ne pouvez pas joindre immédiatement le centre antipoison ou un médecin**, vous devez :

◆ effectuer un examen des lieux;

◆ effectuer un examen primaire de la victime et donner les premiers soins pour les urgences vitales;

◆ essuyer le visage de la victime afin de **faire disparaître** toute trace du poison ou du corrosif;

◆ **rincer ou essuyer** la bouche de la victime;

◆ **ne pas diluer** le poison dans l'estomac de la victime. Certains poisons, lorsque dilués, peuvent causer plus de dommages;

◆ **ne pas** provoquer le vomissement sauf sur avis du centre antipoison ou d'un médecin;

◆ obtenir des **secours médicaux** dès que possible;

◆ poursuivre les soins jusqu'à ce que les secours médicaux prennent la relève.

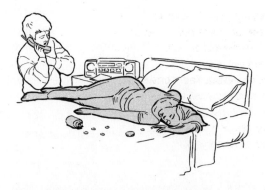

9

Le **centre antipoison** ou un médecin peut prescrire l'administration de **sirop d'ipéca** pour provoquer le vomissement chez le sujet conscient.

On vous conseillera peut-être de **ne pas faire vomir la personne** qui a ingéré :

◆ un **corrosif,** tel un agent nettoyant pour tuyaux d'écoulement; cela pourrait aggraver les brûlures lors du vomissement;

◆ un **dérivé du pétrole**, tel le kérosène; un produit de cette nature pourrait pénétrer dans les poumons et causer de graves difficultés respiratoires.

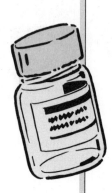

Le **sirop d'ipéca** est en vente libre dans toutes les pharmacies. Il est présenté en portions individuelles (14 ml).

En conserver une bouteille, pour chaque enfant âgé moins de dix ans, dans l'armoire à pharmacie verrouillée et ne les utiliser **qu'en suivant les conseils** d'un responsable **du centre antipoison.**

Lire régulièrement **l'étiquette** pour connaître la **date limite d'utilisation** et remplacer les bouteilles s'il y a lieu.

Si le contenu gèle ou atteint une température supérieure à 30°C, ne pas s'en servir – le jeter et le remplacer.

En région éloignée où les pharmacies sont à distance, il importe d'être organisé pour ce type d'urgence. Sachez contacter le centre antipoison régional, le service d'urgence de l'hôpital ou le médecin. Répondez aux questions et suivez les conseils donnés.

10

Répondez vrai (**V**) ou faux (**F**) à chacun des énoncés suivants.

☐ A. Le sirop d'ipéca doit être utilisé pour provoquer le vomissement chez une personne consciente qui a ingéré un poison seulement sur avis du centre antipoison ou du médecin.

☐ B. Il est nécessaire d'obtenir une ordonnance du médecin pour acheter du sirop d'ipéca.

☐ C. Des vomissures qui contiennent du pétrole peuvent endommager les voies respiratoires.

☐ D. L'on doit faire vomir immédiatement une personne qui a ingéré un acide puissant.

☐ E. Le sirop d'ipéca a une date limite d'utilisation.

A.V B.F C.V D.F E.V

Poison inhalé

11

Les signes/indices et symptômes suivants peuvent indiquer qu'un poison a été **inhalé**.

Signes/indices :

◆ odeurs bizarres, vapeurs ou fumée sur les lieux
◆ difficultés respiratoires
◆ toux
◆ inconscience

Symptômes :

◆ maux de tête
◆ étourdissements
◆ douleurs thoraciques

Les poisons inhalés, tels les gaz, doivent être évacués des poumons aussi rapidement que possible.

Vous devez :

◆ effectuer un examen des lieux. N'entrez pas dans un lieu qui présente des dangers. Ouvrez la porte de garage, s'il y a lieu. Appelez les secours, p. ex., les pompiers;
◆ **éloigner** la victime des gaz ou des vapeurs et la placer au grand air;
   ❖ si la victime ne réagit pas, appelez immédiatement les secours médicaux;
◆ effectuer un examen primaire de la victime et donner les premiers soins pour les urgences vitales;
◆ surveiller attentivement la respiration;
◆ obtenir des secours médicaux aussi rapidement que possible;
◆ **poursuivre les soins** jusqu'à ce que les secours médicaux prennent la relève.

12

Une personne qui ne réagit pas est trouvée dans une pièce exiguë. Un examen des lieux de l'incident vous laisse croire que la victime a inhalé des vapeurs de gaz d'une cuisinière. Vous envoyez quelqu'un chercher des secours. Que devez-vous faire?

Cochez ☑ les bonnes réponses.

☐ A. Sortir la cuisinière de laquelle s'échappe du gaz.
☐ B. Traîner la victime à l'extérieur.
☐ C. Vérifier la respiration.
☐ D. Commencer la respiration artificielle si la respiration s'est interrompue.

Poison absorbé par la peau

13

Les signes/indices et symptômes suivants peuvent indiquer qu'un poison a été **absorbé** par la peau.

Signes/indices :

◆ plantes toxiques, insecticide renversé sur les lieux

◆ peau rougeâtre, ampoules, enflure ou brûlures graves

◆ difficultés respiratoires

◆ inconscience

Symptômes :

◆ démangeaison ou sensation de brûlure au niveau de la région atteinte

◆ maux de tête, étourdissements

◆ nausées

Les poisons absorbés par la peau **doivent être enlevés de la surface cutanée le plus rapidement possible**.

Vous devez :

◆ effectuer un examen des lieux;

◆ effectuer un examen primaire de la victime et donner les premiers soins pour les urgences vitales;

◆ **irriguer** la région atteinte avec **beaucoup d'eau fraîche**;

❖ si la substance toxique est en poudre, l'enlever avec un linge sec avant d'irriguer;

◆ **laver** la peau à l'eau et au savon, si possible;

❖ porter une attention particulière aux endroits cachés, p. ex., sous les ongles des doigts et dans les cheveux;

◆ surveiller attentivement la respiration;

◆ obtenir des secours médicaux dès que possible;

◆ poursuivre les soins jusqu'à ce que les secours médicaux prennent la relève.

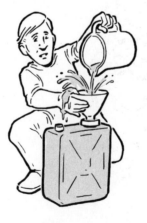

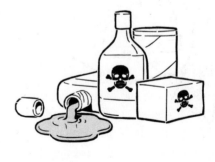

Poison injecté

∙ ∙

14

Si le poison a été **injecté** dans la peau, les signes/indices et les symptômes suivants peuvent apparaître.

Signes/indices :

- ◆ aiguilles jetables, drogues injectables, piqûres d'abeilles, etc., sur les lieux
- ◆ irritation au point d'entrée
- ◆ difficultés respiratoires
- ◆ fluctuations de la fréquence du pouls
- ◆ inconscience

Symptômes :

- ◆ maux de tête
- ◆ étourdissements
- ◆ nausées

Pour enrayer la propagation du poison dans l'organisme, **vous devez** :

- ◆ effectuer un examen des lieux;
- ◆ effectuer un examen primaire de la victime et donner les premiers soins pour les urgences vitales;
- ◆ garder la victime **au repos**;
- ◆ garder le membre atteint **au-dessous du niveau du cœur**;
- ◆ surveiller attentivement la respiration;
- ◆ obtenir des secours médicaux le plus rapidement possible;
- ◆ poursuivre les soins jusqu'à ce que les secours médicaux prennent la relève.

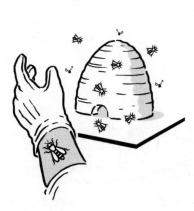
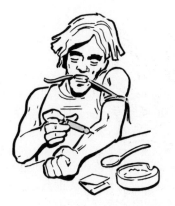
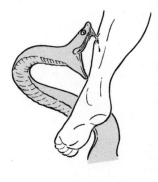

Morsures d'animaux ou d'humains

15

Les morsures d'animaux ou d'humains qui déchirent la peau peuvent entraîner une grave infection.

Si vous soupçonnez que l'animal est porteur du virus de la **rage, agissez rapidement** et obtenez des **secours médicaux de toute urgence.** Vous pouvez éviter l'infection en faisant inoculer immédiatement la victime.

Vous devez vous protéger :

◆ portez des gants lorsque vous donnez les premiers soins et lorsque vous manipulez l'animal atteint de la rage;

◆ brossez-vous bien les mains après avoir rempli ces tâches.

Pour traiter une morsure :

◆ **faire saigner modérément** pour nettoyer la plaie;

◆ arrêter l'hémorragie grave;

◆ **laver** la plaie au savon antiseptique ou au détergent;

◆ appliquer un pansement et un bandage;

◆ transporter la victime vers un centre médical ou obtenir des secours médicaux le plus rapidement possible.

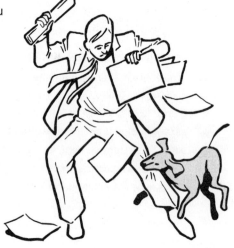

Toute morsure d'animal ou d'humain qui entraîne une déchirure de la peau doit être examinée par des secours médicaux.

16

Parmi les techniques de premiers soins et les énoncés suivants, lesquels conviennent en cas de morsure d'animal ou d'humain?

Cochez ☑ les bonnes réponses.

☐ A. Faire saigner la plaie pour expulser le virus.

☐ B. Utiliser de l'eau froide pour tuer les germes présents dans une plaie.

☐ C. La rage est une maladie pouvant être mortelle.

☐ D. On peut éviter une maladie infectieuse grave causée par une morsure d'animal en obtenant sans tarder des secours médicaux.

☐ E. Il n'est pas utile d'identifier l'animal qui a attaqué la victime afin de découvrir s'il est protégé contre la rage.

Morsures de serpent

. . . .

17

Au Canada, les morsures de serpent sont rares. Une morsure de serpent se reconnaît aux signes et symptômes suivants.

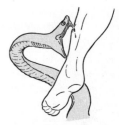

Signes :

◆ deux petites perforations sur la peau

◆ enflure et coloration anormale

◆ frissons et sueurs

◆ vomissements

◆ difficultés respiratoires

Morsure de serpent

Symptômes :

◆ sensation de brûlure au siège de la morsure

◆ douleur aiguë dans la région atteinte

◆ frissons

◆ nausées

◆ faiblesse générale

La morsure du serpent à sonnettes laisse sur la peau deux petites perforations

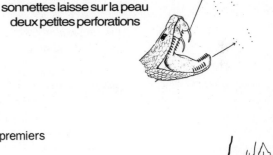

Les premiers soins sont urgents.

◆ Effectuez un examen des lieux.

◆ Effectuez un examen primaire de la victime et donnez les premiers soins pour les urgences vitales.

◆ Calmez la victime et rassurez-la.

◆ **Placez** la victime **au repos**, en position semi-assise.

◆ Soutenez et maintenez immobile le membre atteint et gardez-le **au-dessous du niveau du cœur**.

◆ **Rincez** la région atteinte à l'eau savonneuse.

◆ **Immobilisez** le membre atteint et **transportez immédiatement** la victime **vers un centre médical**.

◆ Surveillez attentivement la respiration.

Précautions que l'on doit prendre lors de l'administration de premiers soins en cas de morsure de serpent :

◆ s'assurer que vous et la victime êtes à l'abri d'une nouvelle attaque;

◆ ne pas appliquer de glace sur la plaie, cela pourrait causer plus de dommages;

◆ ne pas laisser la victime marcher s'il est possible de la transporter autrement vers les secours médicaux;

◆ ne pas donner d'alcool à la victime;

◆ ne pas essayer de sucer le venin ou de pratiquer des incisions avec un couteau dans la région de la morsure;

◆ si le serpent a été abattu, l'amener avec soi à l'hopital pour que l'on puisse l'identifier. Il ne faut pas le toucher avec ses mains.

Piqûres d'insectes

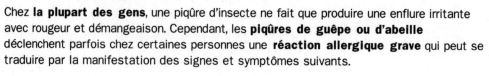

18

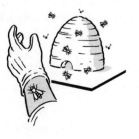

Piqûre d'abeille

Chez **la plupart des gens**, une piqûre d'insecte ne fait que produire une enflure irritante avec rougeur et démangeaison. Cependant, les **piqûres de guêpe ou d'abeille** déclenchent parfois chez certaines personnes une **réaction allergique grave** qui peut se traduire par la manifestation des signes et symptômes suivants.

Signes :

◆   éruption d'urticaire et enflure

◆   vomissements

◆   difficultés respiratoires

Symptômes :

◆   nausées

◆   difficultés respiratoires

Dès l'apparition de ces signes, **obtenez immédiatement des secours médicaux.**

En attendant les secours médicaux, **donnez les premiers soins suivants :**

◆   aidez la victime à prendre le médicament que lui a prescrit le médecin, s'il y a lieu;

◆   si la victime possède un auto-injecteur *EpiPen*® ou une trousse *AnaKit*®, suivez ses directives et celles du fabricant;

◆   si la morsure ou la piqûre se trouve sur le bras ou la jambe, gardez le membre **au-dessous du niveau du cœur**;

◆   **surveillez** la respiration.

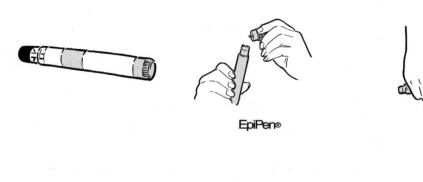

EpiPen®

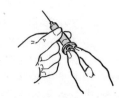

clic

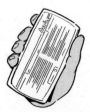

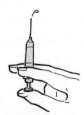

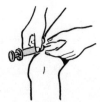

AnaKit®

19

Les **premiers soins** pour les piqûres d'insectes consistent à :

◆ extraire le dard de la peau en **grattant** délicatement le dard et le sac de poison avec une carte de plastique, telle une carte de crédit. Ne pas comprimer le dard;

◆ **appliquer** de l'alcool à friction, une faible solution d'ammoniaque ou une pâte faite de bicarbonate de soude et d'eau;

◆ si le dard se trouve dans la bouche, donner un **rince-bouche** fait d'une cuillerée à thé de bicarbonate par verre d'eau ou un **morceau de glace** à sucer;

◆ s'il y a enflure dans la bouche et difficulté respiratoire, obtenir immédiatement des secours médicaux. Surveiller attentivement le sujet;

◆ obtenir des secours médicaux.

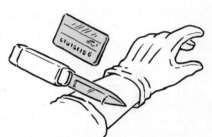

Gratter le dard avec une carte de crédit ou un couteau

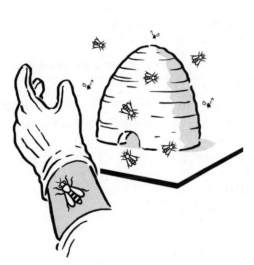

Piqûre d'abeille

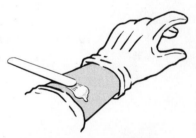

Appliquer une pâte faite de bicarbonate de soude et d'eau

20

Répondez vrai (**V**) ou faux (**F**) à chacun des énoncés suivants.

☐ A. L'inconfort et le picotement sont des réactions normales à une piqûre d'insecte.

☐ B. Du bicarbonate de soude mélangé avec de l'eau soulagera une piqûre.

☐ C. Le dard doit être laissé en place pour éviter une plus grande contamination.

☐ D. L'application de chaleur peut aider à soulager la douleur et à diminuer l'enflure dans la bouche.

A.V B.V C.F D.F

Morsures de sangsues et de tiques

. . . .

21

Les **sangsues** se trouvent dans les marais, les étangs et les eaux stagnantes. Elles s'accrochent à la peau par un petit trou qu'elles percent dans la peau. Toute tentative de les déloger par la force peut causer des lésions cutanées et accroître les risques d'infection.

Les premiers soins pour les morsures de sangsues consistent à :

♦ **déloger** la sangsue en y appliquant du sel, la flamme d'une allumette, de la térébenthine ou de l'huile;

♦ **ne jamais** essayer de déloger une sangsue en **tirant** sur celle-ci ou en **grattant** la peau;

♦ **laver** la région atteinte;

♦ **appliquer** une faible solution de bicarbonate de soude ou d'ammoniaque afin de soulager l'irritation.

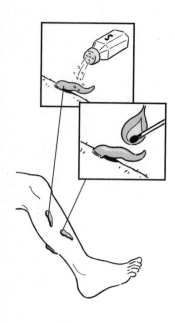

Les **tiques** se trouvent dans les forêts et se laissent tomber des arbres sur les animaux et les humains. Elles piquent la peau et s'ancrent dans les tissus. **L'infection** qu'elles entraînent peut être dangereuse.

Les premiers soins pour les morsures de tiques consistent à :

♦ porter des gants;

♦ **saisir** la tique le plus près possible de la peau en utilisant des pinces à épiler;

♦ **retirer** la tique d'un geste **ferme** et **soutenu**;

♦ éviter d'écraser la tique lorsque vous la délogez; du sang infecté pourrait vous éclabousser;

♦ **laver** la région atteinte à l'eau et au savon;

♦ se laver les mains;

♦ **garder** la tique pour fins d'identification;

♦ **obtenir** des secours médicaux.

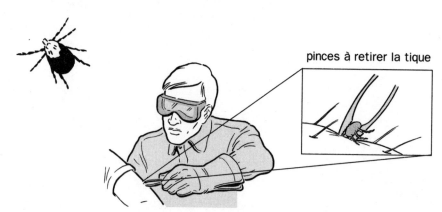

pinces à retirer la tique

On doit porter l'équipement de protection approprié
lorsqu'on retire une tique de la peau

Remarques

. . . .

Remarques

···

TROUBLES MÉDICAUX

(DIABÈTE, CONVULSIONS, ASTHME ET ALLERGIES)

Urgences diabétiques

1

L'organisme humain a besoin **d'énergie** pour fonctionner. Cette énergie lui est fournie par le sucre que libèrent les aliments ingérés.

Le **diabète** est un trouble qui survient lorsque l'organisme ne peut pas convertir le sucre en énergie en raison d'un **manque d'insuline**.

L'insuline est une substance que sécrète l'organisme afin de régulariser l'absorption du sucre. Normalement, il y a équilibre entre le taux de sucre absorbé et le taux d'insuline produite.

Il y a **urgence diabétique** quand il y a un déséquilibre important des taux de sucre et d'insuline dans l'organisme.

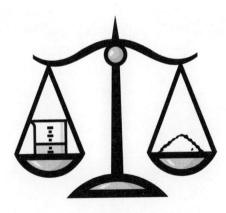

Équilibre normal entre les taux de sucre et d'insuline

2

Causes des urgences diabétiques

Le **diabète** est un trouble qui survient lorsque l'organisme **ne produit pas suffisamment d'insuline**; il y a alors dérèglement du taux de sucre.

Pour régulariser le taux de sucre, la personne atteinte de diabète peut prendre la dose prescrite d'insuline par ingestion ou injection.

Deux affections peuvent entraîner une urgence diabétique :

Coma diabétique	**Choc insulinique**
Un manque d'insuline dans l'organisme; se traduit en un taux de sucre trop élevé – coma diabétique (affection aussi appelée hyperglycémie)	**Trop d'insuline dans l'organisme; se traduit en un taux de sucre trop faible – choc insulinique** (affection aussi appelée hypoglycémie)

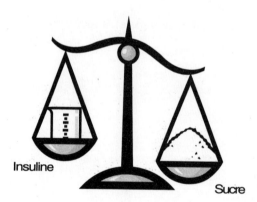

Insuline   Sucre

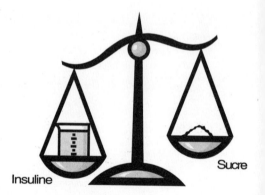

Insuline   Sucre

Peut survenir si le sujet :

◆ ne prend pas assez d'insuline
◆ mange trop
◆ fait moins d'exercice que d'habitude

Peut survenir si le sujet :

◆ prend trop d'insuline
◆ ne mange pas assez ou vomit
◆ fait plus d'exercice que d'habitude

Comment reconnaître une urgence diabétique

3

Une **personne consciente atteinte de diabète** sera en mesure de vous dire ce qui ne va pas. Rappelez-vous, cependant, que la personne diabétique peut être dans un état de confusion.

La **personne inconsciente** sera peut-être porteuse d'un bracelet ou d'un pendentif d'**alerte médicale** confirmant qu'elle est diabétique.

Si la victime ne peut vous donner la raison de son malaise, cherchez à reconnaître les signes et symptômes suivants.

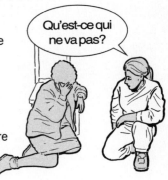

Qu'est-ce qui ne va pas?

	Choc insulinique (besoin de sucre)	**Coma diabétique** (besoin d'insuline)
Pouls :	bien frappé et rapide	faible et rapide
Respiration :	superficielle	profonde et soupirante
Peau :	pâle et moite	empourprée, sèche et chaude
Odeur de l'haleine :	inodore	sent les pommes moisies, le vernis à ongle
Degré de conscience :	faiblesse ou inconscience survenant rapidement	perte de conscience graduelle
Autres signes et symptômes :	maux de tête tremblements faim	démarche chancelante nausées

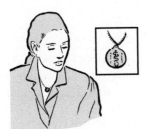

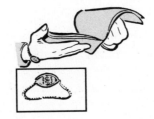

Articles d'alerte médicale

Avertissement

Ne pas confondre l'urgence diabétique avec l'ivresse. Le comportement peut être le même dans les deux cas, mais la victime d'une urgence diabétique a besoin de secours médicaux urgents. Vérifier les signes de l'urgence diabétique et rechercher un dispositif d'alerte médicale.

Premiers soins pour une urgence diabétique

4

Les premiers soins en cas de choc insulinique et de coma diabétique sont identiques :

◆ effectuer un examen des lieux

  ❖ si la victime **ne réagit pas**, obtenir sans délai des secours médicaux;

◆ effectuer un examen primaire de la victime et donner les premiers soins pour les urgences vitales;

◆ placer la victime inconsciente en position latérale de sécurité et surveiller les points ABC jusqu'à ce que les secours médicaux prennent la relève;

◆ regarder si la victime est porteuse d'un article d'alerte médicale qui vous renseignera sur l'état de cette dernière.

Si la **victime** est **consciente** et qu'elle connaît la raison de son malaise :

◆ il faut l'aider à prendre ce dont elle a besoin – **du sucre ou le médicament qui lui est prescrit pour l'affection dont elle souffre.**

Si la victime **ne sait pas trop** ce qu'elle doit prendre :

◆ il faut alors lui donner quelque chose de sucré à boire ou à manger et obtenir des secours médicaux.

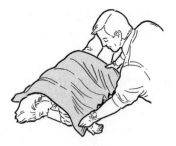

Victime qui ne réagit pas

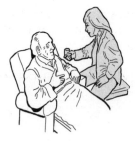

Donner quelque chose de sucré

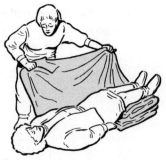

Position pour l'état de choc

5

Lesquelles des mesures suivantes devez-vous prendre lorsque survient une urgence diabétique?

Cochez ☑ les bonnes réponses.

☐ A. Donner à la personne diabétique consciente plusieurs verres d'eau fraîche à boire.

☐ B. Donner à la victime consciente un bonbon ou du jus d'orange si l'on ne sait pas trop ce qu'elle doit prendre.

☐ C. Envoyer quelqu'un appeler les secours médicaux quand la consommation d'une boisson sucrée n'a pas amélioré l'état de la victime.

☐ D. Placer la personne diabétique inconsciente dans la position qui assurera l'ouverture des voies respiratoires.

☐ E. Aider la victime consciente à prendre son médicament si elle affirme en avoir besoin et si elle demande votre assistance.

Comment reconnaître une crise d'épilepsie

• •

6

L'épilepsie est un trouble du système nerveux caractérisé par des crises convulsives intermittentes, appelées **crises épileptiques**, au cours desquelles il y a perte de conscience partielle ou complète. Dans la plupart des cas, on peut maîtriser l'épilepsie par des médicaments, et les crises se produisent peu souvent. Une **crise d'épilepsie** peut survenir **soudainement** et être de **courte durée**.

Un ou plusieurs des signes et symptômes suivants vous aideront à reconnaître une crise majeure d'épilepsie.

Signes d'une crise majeure :

◆ affaissement de la victime

◆ perte de conscience soudaine

◆ respiration bruyante

◆ écume à la bouche

◆ grincement des dents

◆ convulsions (spasmes involontaires) et dos arqué

◆ incontinence (la victime perd le contrôle de sa vessie et de ses intestins)

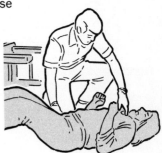

Convulsions

Symptômes :

◆ pressentiment d'une crise imminente annoncée par une sensation tel un son, une odeur ou une sensation de mouvement quelque part dans le corps. Cette sensation prémonitoire est appelée **aura**.

À la reprise de conscience, le sujet peut avoir perdu la mémoire des événements récents et être confus et très fatigué.

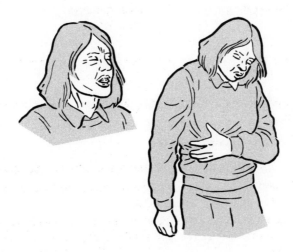

Aura

Premiers soins pour une crise d'épilepsie

7

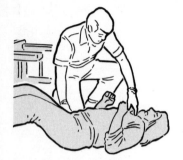

Rendre les lieux sûrs

En cas de crise d'épilepsie, **l'objectif des premiers soins** est de protéger le malade des blessures qui pourraient se produire lors des convulsions.

Vous devez :

◆ effectuer un examen des lieux;

◆ éloigner tout objet dur ou coupant qui risquerait de provoquer des blessures;

◆ éloigner les curieux pour **assurer l'intimité** de la victime;

◆ **guider** les mouvements de la victime **sans les restreindre**;

◆ desserrer soigneusement les vêtements trop ajustés;

◆ tourner délicatement la victime sur le côté, la tête inclinée légèrement vers le bas, afin de permettre l'écoulement des sécrétions de la bouche et de prévenir la chute de la langue dans la gorge;

◆ **ne pas** tenter d'ouvrir la bouche de force et **ne rien** insérer entre les dents de la victime.

À l'arrêt des convulsions :

◆ placez la victime en position latérale de sécurité et essuyez les liquides de la bouche et du nez;

◆ effectuez un examen secondaire de la victime afin de vérifier si elle s'est blessée lors des convulsions;

◆ poursuivez les soins, surveillez la respiration et laissez la victime se reposer.

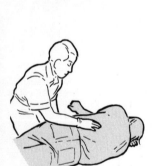

Tourner la victime sur le côté afin de permettre l'écoulement des liquides

La victime se rétablit habituellement assez rapidement. Si vous savez que les convulsions sont dues à l'épilepsie, vous n'avez pas besoin alors d'appeler les secours médicaux.

Appelez les secours médicaux :

◆ si une deuxième crise survient après quelques minutes;

◆ si la victime est inconsciente pendant plus de cinq minutes;

◆ si la victime a fait une première crise et si vous n'en connaissez pas la cause.

8

Position latérale de sécurité

Une femme s'affaisse sur le sol dans un magasin achalandé; elle est secouée de convulsions. Quels gestes devez-vous poser?

Cochez ☑ les bonnes réponses.

☐ A. Dire aux personnes présentes de former un cercle autour de la femme.

☐ B. Enlever les objets sur lesquels elle pourrait se blesser.

☐ C. Tenir fermement les bras de la victime pour éviter qu'elle ne se blesse.

☐ D. Surveiller attentivement la victime pour s'assurer qu'elle respire.

☐ E. Placer la victime de façon à maintenir les voies respiratoires ouvertes.

Convulsions infantiles

9

Le bébé ou le jeune enfant dont la **température s'élève rapidement** à 40 °C risque d'avoir des convulsions. La fièvre est une urgence médicale lorsque la température axillaire (dans l'aisselle) atteint ou dépasse 38 °C (100,5 °F) chez le bébé ou 40 °C (104 °F) chez l'enfant.

On peut parfois prévenir les convulsions en donnant les premiers soins pour la fièvre. Conseiller au parent ou au dispensateur de soins :

◆ d'appeler immédiatement le médecin et de suivre ses directives;

◆ de donner de l'acétaminophène (p. ex., du Tempra® ou du Tylénol®) selon le mode d'emploi figurant sur le contenant s'il ne peut joindre le médecin;

◆ **de ne pas donner d'acide acétylsalicylique** (p. ex., de l'Aspirine®) - ce médicament peut causer la paralysie chez les enfants et les adolescents;

◆ d'inciter l'enfant à boire des liquides;

◆ d'éponger l'enfant avec de l'eau tiède pendant environ 20 minutes si sa température ne diminue pas. Ne pas immerger l'enfant dans une baignoire;

◆ de surveiller la température de l'enfant et, au besoin, répéter les étapes enumérées ci-dessus.

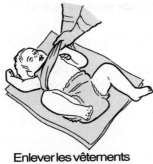

Enlever les vêtements
de l'enfant

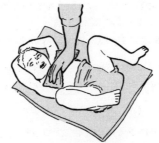

Éponger l'enfant avec
de l'eau tiède

Les convulsions fébriles se reconnaissent aux mêmes signes que ceux qui caractérisent la crise d'épilepsie *(voir page 21-5)*.

En cas de fièvre, les premiers soins consistent à :

◆ empêcher l'enfant de se blesser en éloignant les objets durs ou coupants;

◆ desserrer les vêtements ajustés;

◆ ne pas restreindre les mouvements de l'enfant.

À l'arrêt des convulsions :

◆ placer l'enfant dans la position latérale de sécurité la plus appropriée pour son âge,
la tête abaissée et tournée de côté;

◆ rassurer les parents de l'enfant;

◆ obtenir des secours médicaux.

Asthme

· ·

10

L'asthme bronchique, souvent appelé **asthme**, est une affection caractérisée par des attaques répétées de suffocation, accompagnée d'une respiration sifflante et d'une toux.

L'asthme provoque le rétrécissement des voies respiratoires pulmonaires. Ce phénomène est causé par :

◆ le resserrement des muscles qui entourent les voies respiratoires;

◆ l'inflammation de la muqueuse interne des voies respiratoires (bronches et bronchioles);

◆ une sécrétion excessive de mucus plus épais qu'à la normale.

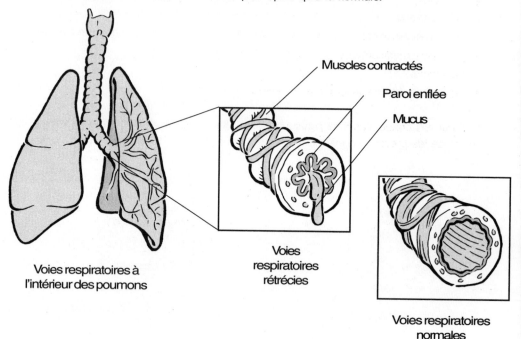

Muscles contractés

Paroi enflée

Mucus

Voies respiratoires à l'intérieur des poumons

Voies respiratoires rétrécies

Voies respiratoires normales

· ·

11

Cochez ☑ les énoncés qui expliquent correctement le phénomène de rétrécissement des voies respiratoires.

☐ A. La paroi des voies respiratoires devient plus épaisse.

☐ B. Le mucus devient moins épais et plus abondant.

☐ C. Les muscles des parois des voies respiratoires se contractent.

☐ D. Le mucus devient plus abondant et plus gluant.

Causes d'une crise d'asthme aiguë

· ·

12

La plupart du temps, les crises d'asthme sont provoquées par des **facteurs déclenchants**, lesquels varient d'un asthmatique à l'autre.

Les facteurs déclenchants comprennent entre autres :

◆ la poussière domestique;

◆ la fumée;

◆ le pollen;

◆ les insectes;

◆ les animaux à poil et à plumes, p. ex., les chiens, les chats et
les oiseaux;

◆ certains aliments;

◆ certains médicaments;

◆ le rhume;

◆ le stress/les bouleversements émotionnels.

Bien que les crises d'asthme puissent survenir sans avertissement, on peut néanmoins tenter de les prévenir en évitant les facteurs déclenchants qui peuvent provoquer une crise.

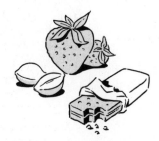
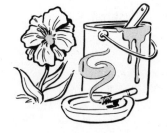
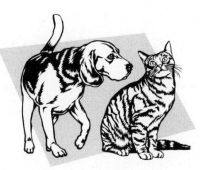
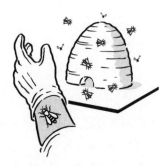

Facteurs déclenchant les réactions allergiques/l'asthme

Comment reconnaître une crise d'asthme grave

. . . .

13

La rapidité avec laquelle une **crise d'asthme** se déclenche ainsi que la gravité et la durée de celle-ci diffèrent entre les sujets. Une crise d'asthme **légère** peut être gênante. Une crise d'asthme **grave** peut être fatale.

Une **crise d'asthme grave** se reconnaît aux signes et symptômes suivants :

◆ essoufflement et détresse respiratoire apparente;

◆ toux ou respiration sifflante (son qui ressemble à celui d'un sifflet lors du passage de l'air dans les voies respiratoires rétrécies) pouvant s'intensifier ou s'arrêter;

◆ respiration rapide et superficielle;

◆ oppression thoracique;

◆ le malade se tient assis très droit, essayant de respirer;

◆ teint bleuâtre;

◆ pouls rapide;

◆ anxiété;

◆ agitation suivie de fatigue;

◆ état de choc.

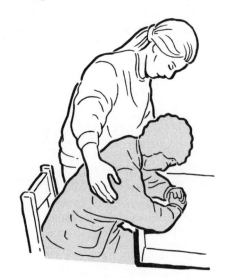

Placer la victime en position

. . . .

14

Répondez vrai (**V**) ou faux (**F**) à chacun des énoncés suivants.

☐ A. L'essoufflement s'atténue quand la crise d'asthme s'aggrave.

☐ B. Toutes les personnes atteintes d'asthme respirent bruyamment lorsqu'elles sont victimes d'une crise d'asthme grave.

☐ C. Le bruit de la respiration sifflante est causé par le passage de l'air dans les voies respiratoires rétrécies.

☐ D. On doit considérer une crise d'asthme comme grave lorsque le malade est anxieux, a la peau moite de sueur et bleuâtre ou grisâtre, est assis et a de la difficulté à respirer.

Premiers soins pour une crise d'asthme grave

15

Si la victime présente les signes d'une détresse respiratoire accrue :

Vous devez :

◆ appeler immédiatement les secours médicaux;

◆ demander à la victime de cesser toute activité;

◆ placer la victime dans la position qui lui permettra de mieux respirer, qui est habituellement assise, penchée légèrement en avant, le dos droit et le corps appuyé;

◆ rassurer la victime parce que la peur augmente la fréquence respiratoire;

◆ conseiller à la victime de ne rien boire pendant la crise. Les liquides pourraient s'infiltrer dans les poumons;

◆ aider la victime à prendre le médicament que lui a prescrit le médecin si on vous demande de le faire (voir page suivante).

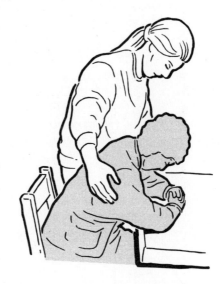

Placer la victime en position

16

Un homme d'âge mûr présente des signes d'une crise d'asthme grave et a de plus en plus de difficulté à respirer. Lesquels des gestes suivants devez-vous poser afin de l'aider?

Cochez ☑ vos choix de réponses.

Choix 1

☐ A. Appeler l'ambulance le plus tôt possible.

☐ B. Allonger la victime pour qu'elle se repose.

☐ C. Donner beaucoup de liquide à la victime pour faire décoller le mucus.

☐ D. Calmer la victime pour soulager son anxiété.

Choix 2

☐ A. Appeler l'ambulance quand la victime cesse de respirer.

☐ B. Faire asseoir la victime pour faciliter sa respiration.

☐ C. Veiller à ce que la victime ne boive rien.

☐ D. Encourager la victime à respirer rapidement.

A.1 B.2 C.2 D.1

Aider la victime à utiliser un inhalateur

. . . .

17

Parfois, la victime sera trop faible ou respirera trop rapidement pour qu'elle puisse utiliser elle-même son inhalateur. Vous pouvez aider la victime à prendre le médicament que lui a prescrit le médecin en procédant de la façon suivante :

- ◆ la victime doit **demander votre assistance** et indiquer clairement le médicament qui doit être administré;
- ◆ demandez à la victime de répondre d'un signe de la tête pour ne pas qu'elle ait à parler;
- ◆ demandez à la victime si l'on doit agiter le contenant et aidez-la à le faire, si besoin est;
- ◆ enlevez le capuchon et donnez l'inhalateur à la victime pour qu'elle puisse l'utiliser
  - ❖ il n'est pas rare qu'un asthmatique prenne de 5 à 10 bouffées;
- ◆ s'il vous est impossible d'aider la victime à utiliser son inhalateur, surveillez attentivement sa respiration;
- ◆ poursuivez les soins jusqu'à ce que les secours médicaux prennent la relève.

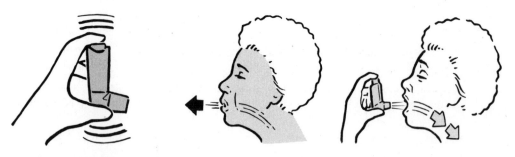

Agiter l'inhalateur

L'inhalateur peut contenir des médicaments dont la victime peut bien l'inhaler après quelques bouffées, elle est très importante pour les enfants.

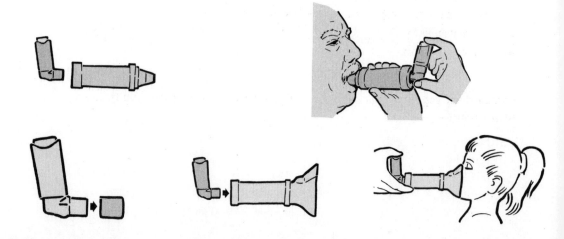

Réactions allergiques

• •

18

Il y a **réaction allergique** quand l'organisme réagit à une substance habituellement inoffensive à laquelle il est anormalement sensible.

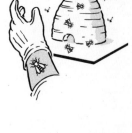

Les substances qui provoquent les réactions allergiques **pénètrent dans l'organisme par** :

◆ ingestion (p. ex., aliments, médicaments);

◆ inhalation (p. ex., pollen, poussière);

◆ absorption par la peau (p. ex., plantes, produits chimiques);

◆ injection (p. ex., piqûres d'abeilles ou de guêpes, drogues).

La gravité d'une réaction allergique peut aller de l'inconfort à **l'état de choc grave pouvant mettre la vie du sujet en danger** (choc anaphylactique).

Vous pouvez reconnaître une réaction allergique aux signes et symptômes suivants :

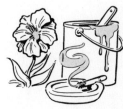

Facteurs déclenchants

Signes :

◆ éternuements, toux et yeux rougis et larmoyants

◆ enflure du visage, de la bouche et de la gorge

◆ respiration laborieuse accompagnée d'un sifflement causé par les tissus enflés qui obstruent les voies respiratoires

◆ pouls faible et rapide

◆ vomissements et diarrhée

◆ peau pâle ou bleuâtre ou les deux

◆ fluctuation du degré de conscience

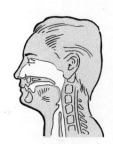

Inflammation des voies respiratoires

Symptômes :

◆ sensation de crispation dans la poitrine

◆ fortes démangeaisons et urticaire (éruptions cutanées)

◆ étourdissements

◆ crampes abdominales et nausées

La crise d'asthme est une forme de réaction allergique qui occasionne des difficultés respiratoires.

Premiers soins en cas de réaction allergique

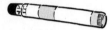

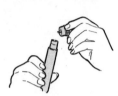

19

Les personnes qui souffrent d'allergies graves peuvent porter sur elles l'identification suivante.

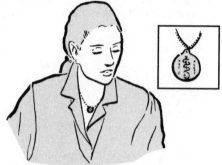

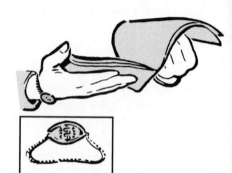

Pendentif d'alerte médicale   Bracelet d'alerte médicale

En cas de réaction allergique, les **premiers soins** consistent à :

- envoyer chercher des secours médicaux;
- surveiller les voies respiratoires, la respiration et la circulation (points ABC);
- maintenir la respiration et la circulation;
- vérifier si la victime est porteuse d'une identification d'alerte médicale;
- aider la victime consciente à prendre ses médicaments, p. ex., Ana-Kit® ou auto-injecteur EpiPen®. Suivre les directives de la victime et la notice d'instructions du fabricant. L'effet du médicament se dissipera après 10 à 20 minutes;
- donner les premiers soins pour l'état de choc jusqu'à l'arrivée des secours médicaux.

Surveillez attentivement la victime. Une réaction allergique peut devenir une urgence vitale.

Ana-Kit®

clic

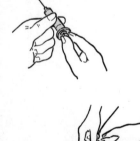

20

Cochez ☑ les gestes à poser lorsque vous administrez des premiers soins à une personne qui est victime d'une réaction allergique?

☐ A. Appeler immédiatement les secours médicaux lorsque vous décelez des signes de l'état de choc.

☐ B. Si le sujet a en sa possession une trousse pour allergies, l'apporter chez le médecin en même temps que le malade.

☐ C. S'assurer que le sujet respire de manière adéquate et lui donner la respiration artificielle s'il y a lieu.

☐ D. Surveiller continuellement l'état du sujet jusqu'à ce que le personnel médical prenne la relève ou que le malade soit complètement rétabli.

A C D

Troubles médicaux – révision

21

1. Vous êtes en présence d'une personne qui souffre d'asthme et dont la respiration est bruyante. Laquelle des illustrations ci-dessous représente la meilleure position dans laquelle placer une personne qui se trouve dans cet état? Cochez ☑ la bonne réponse.

☐ A.

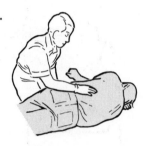

☐ B.

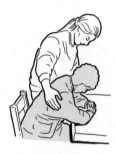

2. Lesquelles des illustrations ci-dessous représentent les gestes de secourisme à poser en présence d'un sujet diabétique qui n'a pas mangé depuis longtemps et qui ne se sent pas bien? Cochez ☑ les bonnes réponses.

☐ A. Aider le sujet à utiliser son inhalateur.

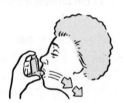

☐ B. Donner quelque chose de sucré au sujet.

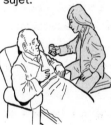

☐ C. Placer le sujet en position latérale de sécurité.

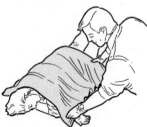

☐ D. Appeler les secours médicaux.

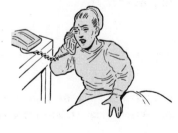

☐ E. Aider le sujet à se donner une injection pour le traitement des allergies.

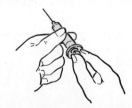

Remarques

· ·

TROUBLES PHYSIQUES DUS À LA CHALEUR ET AU FROID

Régulation de la température du corps

1

La température normale de l'organisme se maintient à environ **37° C**. Une personne en santé peut s'adapter aux changements qui surviennent dans son milieu et maintenir une température normale grâce :

◆ au **grelottement**, qui aide le corps à produire de la chaleur et à la conserver par temps froid;

◆ à la **transpiration**, qui aide le corps à refroidir par temps chaud.

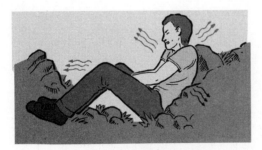

Régulation de la température

Cependant, lorsqu'une personne est exposée à des températures extrêmement froides ou chaudes, il peut y avoir défaillance du mécanisme qui règle la température du corps et apparition de **troubles physiques dus à la chaleur et au froid**. Les personnes en mauvaise santé, les vieillards et les jeunes enfants sont particulièrement vulnérables.

Troubles physiques dus au froid

2

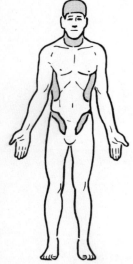

Régions où la perte de chaleur est la plus grande

Partout dans le monde où les températures sont froides, les personnes peuvent mourir des suites d'une exposition au froid. L'exposition au froid extrême peut causer :

◆ une **gelure** – lésion locale des tissus;

◆ **l'hypothermie** – le refroidissement général de l'organisme.

Il y a **accroissement des risques de gelure ou d'hypothermie** si :

◆ la personne est exposée à de basses températures et à des vents forts. Cela est appelé facteur de refroidissement;

◆ la personne est âgée, en mauvaise santé ou très jeune;

◆ la personne est dans un état de faiblesse causé par :

❖ un manque de nourriture

❖ la fatigue

❖ l'usage de l'alcool, du tabac ou des drogues;

◆ les vêtements de la personne sont mouillés (par la transpiration ou l'immersion);

◆ les vêtements de la personne, tels ceux faits de coton, ne retiennent pas la chaleur;

◆ la personne est exposée au froid pendant longtemps.

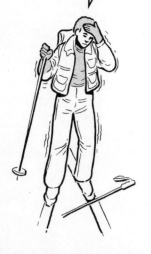

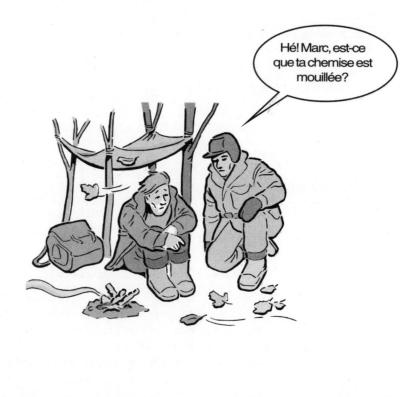

3

Pour prévenir les troubles physiques dus au froid :

◆ **soyez prêt à faire face aux pires conditions**

– apportez des vêtements de rechange lorsque vous allez dehors par temps froid;

◆ **habillez-vous chaudement**

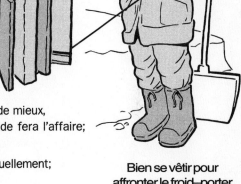

– portez plusieurs épaisseurs de vêtements amples qui respirent, en laine de préférence. Les vêtements de soie, de polypropylène et de polyester offrent une meilleure protection lorsqu'ils sont portés directement sur la peau;

– portez des vêtements qui vous protègent contre le vent ou mettez-vous à l'abri de celui-ci;

– gardez la tête et le cou couverts;

◆ **restez au sec** – évitez de vous mouiller, même par transpiration;

◆ **mangez bien** – consommez des aliments énergétiques souvent et à intervalles réguliers;

◆ **buvez beaucoup** – les liquides sucrés et chauds sont ce qu'il y a de mieux, mais à défaut de telles boissons, de l'eau froide fera l'affaire;

◆ **sachez prévenir** – limitez les périodes passées au froid;

– ne pas rester seul, pour ainsi se surveiller mutuellement;

◆ **évitez le surmenage** – reposez-vous régulièrement à l'abri;

◆ **évitez l'alcool et le tabac** – ils augmentent la perte de chaleur.

Bien se vêtir pour affronter le froid – porter plusieurs épaisseurs de vêtements

4

Des situations dangereuses qui risquent d'entraîner des troubles dus au froid sont énoncées ci-dessous. Associez chacune des situations à la mesure préventive appropriée.

Situations

- [ ] A. Personne qui n'a rien mangé
- [ ] B. État d'affaiblissement général
- [ ] C. Vêtements pas assez chauds
- [ ] D. Vêtements mouillés
- [ ] E. Exposition prolongée au froid
- [ ] F. Personne seule

Mesures préventives

1. Porter des vêtements chauds et se protéger la tête, les mains et les pieds.

2. Apporter une autre paire de bas de laine pour se garder les pieds au sec.

3. Utiliser le système de surveillance réciproque pour assurer sa sécurité.

4. Prendre garde de ne pas trop se fatiguer et éviter de boire de l'alcool.

5. Manger souvent des aliments tels que du chocolat, des noix ou des raisins secs.

6. Ne rester à l'extérieur que pendant de courtes périodes par temps très froid.

A.5 B.4 C.1 D.2 E.6 F.3

Stades de la gelure

5

Une **gelure** est un refroidissement localisé du corps. Une gelure peut être :

◆ **superficielle** – touche toutes les couches de la peau;
◆ **profonde** – touche la peau et les tissus sous-jacents.

Une **gelure superficielle** touche habituellement les oreilles, le visage, les doigts et les orteils.

Signes :

◆ peau blanche, d'apparence cireuse
◆ peau dure au toucher, mais les tissus sous-jacents sont souples

Symptômes :

◆ douleur dans les premiers stades de la gelure suivie d'une perte de sensation dans la partie atteinte

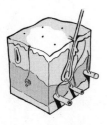

Gelure superficielle

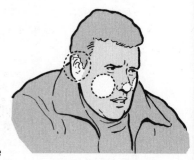

Gelure superficielle

Une gelure superficielle peut dégénérer en **gelure profonde**.

Une **gelure profonde** est plus grave car elle touche d'habitude une main ou un pied au complet et atteint les tissus sous-cutanés. On peut reconnaître une gelure profonde aux signes suivants :

Signes :

◆ peau blanche, d'apparence cireuse, qui tourne au bleu gris quand la gelure progresse
◆ peau froide et dure au toucher

Symptômes :

◆ perte de sensation dans la partie atteinte

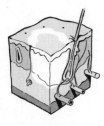

Gelure profonde

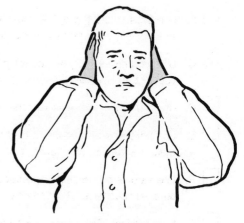

Perte de sensation dans les mains

6

État de congélation

Vous devez soupçonner qu'une personne est en état de congélation lorsque :

◆ vous découvrez la victime dans un endroit froid et qu'elle ne réagit pas;

◆ les articulations de la mâchoire et du cou vous semblent rigides quand vous tentez d'ouvrir les voies respiratoires;

◆ la peau et les tissus en profondeur sont froids au toucher et ne peuvent être comprimés;

◆ le corps de la victime bouge en un seul bloc.

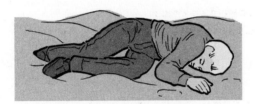

La victime ne réagit pas

7

Indiquez si les personnes décrites ci-dessous souffrent d'une gelure superficielle ou d'une gelure profonde ou si elles sont en état de congélation. Inscrivez le numéro approprié (1, 2, 3) dans les cases qui conviennent.

Gelure superficielle (1); Gelure profonde (2); État de congélation (3)

☐ A. Une personne a un point pâle sur la joue qui semble plus dur que le reste du visage.

☐ B. Une personne a le pied de couleur pâle et grisâtre. Elle dit ne rien ressentir lorsqu'elle pose son pied sur le sol.

☐ C. Une victime est étendue dans un banc de neige. Elle ne réagit pas lorsque vous la touchez, et son corps est dur et froid comme de la glace.

☐ D. Une personne a l'oreille blanche et se plaint d'engourdissement au lobe de l'oreille.

☐ E. Une personne a le bout des doigts incolore et froid. La surface est dure au toucher mais les tissus sous-jacents semblent mous.

☐ F. Une victime ne ressent rien lorsque vous lui touchez la main. La peau est froide, dure au toucher et d'apparence cireuse.

☐ G. En essayant d'ouvrir les voies respiratoires d'une victime inconsciente, vous sentez que le cou de celle-ci est rigide et ne pouvez pas comprimer la peau qui est froide et dure.

A.1 B.2 C.3 D.1 E.1 F.2 G.3

8

Premiers soins en cas de gelure superficielle

- Prévenez une plus grande perte de chaleur.
- **Réchauffez graduellement** la partie gelée en lui transmettant votre chaleur corporelle, p. ex. :
  - ❖ pression ferme et soutenue d'une main chaude;
  - ❖ souffle d'une haleine;
  - ❖ placer la surface gelée en contact avec un endroit chaud de votre corps.
- **N'appliquez pas** de chaleur directe.
- **Ne frictionnez pas** la partie gelée ou **n'y appliquez pas de neige**.

Premiers soins en cas de gelure profonde

La victime de gelures profondes requiert des soins médicaux.

- **Traitez la partie gelée avec soin pour prévenir d'autres dommages aux tissus.**
- Prévenez une plus grande perte de chaleur corporelle.
- **Ne frictionnez pas les membres.** Évitez que la victime ne bouge inutilement.
- **Ne** faites **pas dégeler** la partie atteinte.
- Obtenez immédiatement des secours médicaux.
- Transportez la victime sur un brancard si les membres inférieurs sont atteints.

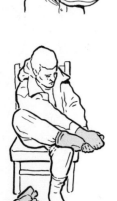

Réchauffement
par chaleur
corporelle

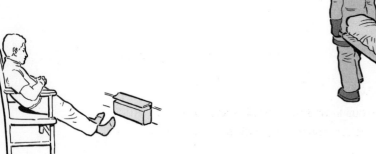

Chaleur indirecte

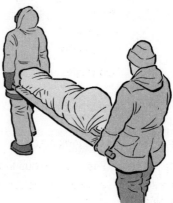

Si la victime doit marcher —

- ne dégelez pas le membre touché (le fait de marcher sur un pied gelé ne causera aucune lésion supplémentaire);
- aidez la victime à marcher.

9

L'on doit tenter de dégeler une partie gelée du corps seulement si –

◆   des secours médicaux ne sont pas disponibles;

◆   la victime se trouve dans un endroit chaud;

◆   la partie atteinte ne risque pas de geler de nouveau.

Si l'on doit dégeler un membre, il faut :

◆   placer la victime dans un milieu chaud et confortable;

◆   enlever délicatement les vêtements de la région atteinte;

◆   réchauffer la partie gelée en la trempant dans de l'eau chaude (40°C environ) jusqu'à ce que la couleur de la partie atteinte demeure stable. Une eau plus chaude causera une vive douleur;

◆   sécher avec soin la région atteinte;

◆   poser des pansements stériles lâches sur les plaies et insérer des tampons stériles entre les orteils ou les doigts;

◆   poursuivre les soins;

◆   transporter la victime allongée, les jambes légèrement élevées.

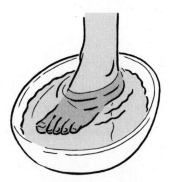

Réchauffement

Si l'on découvre un corps en état de congélation :

◆   ne pas commencer la RCR, si l'on est certain que la victime se trouve dans un tel état;

◆   appeler les secours médicaux, de façon que le réchauffement puisse se faire dans des conditions contrôlées.

L'hypothermie

10

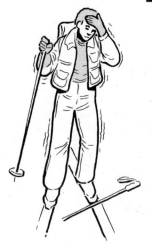

Stades de l'hypothermie

L'hypothermie est un refroidissement général de l'organisme. L'hypothermie survient quand la température du corps descend en-dessous de 35°C, généralement à la suite d'une exposition prolongée à de basses températures ambiantes. L'hypothermie peut même survenir à des températures bien au-dessus du point de congélation. Sachez reconnaître les premiers signes de l'hypothermie et en prévenir l'aggravation.

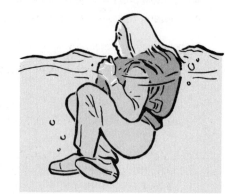

si possible, adopter la position fœtale, ou position HELP (heat escape lessening position)

L'hypothermie par immersion est une hypothermie causée par un séjour dans l'eau froide. À température égale, la perte de chaleur est de 25 à 30 fois plus rapide dans l'eau que dans l'air. L'hypothermie par immersion peut survenir très rapidement, souvent quelques minutes après que la personne est tombée dans l'eau froide. Soupçonner une hypothermie chaque fois que quelqu'un tombe à l'eau, même en été.

L'hypothermie par immersion peut aussi survenir chez les personnes qui pratiquent la natation ou la plongée sous-marine dans un lac. En pareil cas, elle apparaît très lentement et il se peut qu'elle ne soit pas détectée immédiatement.

L'hypothermie est parfois confondue avec d'autres troubles, par exemple avec l'ivresse, l'accident cérébro-vasculaire ou l'abus de drogues. Cela arrive souvent dans les villes, où il nous semble facile de se garder au chaud. Ainsi, la maison d'une personne âgée peut vous sembler chaude parce que vous êtes bien habillé, mais si la température ambiante est de 15 °C, la personne n'est pas assez habillée et elle est en hypothermie.

L'hypothermie peut passer de **légère** à **modérée** à **grave** si cette urgence n'est pas décelée et si des secours médicaux ne sont pas donnés promptement.

Les **signes** ci-dessous peuvent refléter l'évolution de l'hypothermie.

Signes	Stades progressifs de l'hypothermie		
	Légère	Modérée	Grave
Pouls	normal	lent et faible	faible, irrégulier ou absent
Respiration	normale	lente et superficielle	lente ou absente
Apparence	grelottement,	violent grelottement pouvant cesser,	arrêt du grelottement
	difficulté à parler	lourdeur, trébuchement	
État mental	sujet conscient, attitude renfermée	confusion, somnolence, irrationalité	sujet inconscient

Premiers soins pour l'hypothermie

11

Les premiers soins pour l'hypothermie visent à :

- prévenir une plus grande perte de chaleur corporelle;
- obtenir des secours médicaux dans les plus brefs délais.

En présence d'une victime d'hypothermie, vous devez :

- **manipuler la victime avec soin** en faisant le moins de mouvements possible;
- retirer la victime de la source de froid (p. ex., eau, neige, maison mal chauffée) et l'installer dans un endroit chaud;
- **enlever** les vêtements mouillés et placer la victime sous des couvertures ou un sac de couchage préalablement chauffés;
- **protéger la victime contre le vent** en vous blottissant contre elle;
- faire boire à la victime consciente quelque chose de **chaud** et de **sucré.** Ne jamais donner d'alcool, de café ou d'autres boissons contenant de la caféine;
- **surveiller** la respiration et le pouls de la victime;
- pratiquer la respiration assistée, si la victime respire de manière inefficace.

Se blottir contre la victime

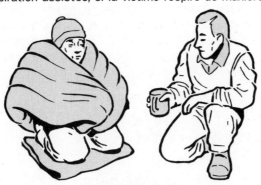

Boisson chaude et sucrée

12

Un homme est retiré des eaux glacées d'un lac et est mis à l'abri. Il est conscient et grelotte. Sont énumérés ci-dessous les gestes de premiers soins à poser dans une telle situation.

Numérotez-les selon **l'ordre d'exécution qui convient**.

[ ] A. L'envelopper de couvertures chaudes.

[ ] B. Surveiller la respiration et vérifier le pouls fréquemment.

[ ] C. Lui faire boire une boisson chaude et sucrée.

[ ] D. Lui retirer délicatement ses vêtements mouillés.

13

En cas d'inconscience :

◆ obtenez immédiatement des secours médicaux;

◆ si le sujet cesse de respirer, administrez-lui la respiration artificielle en prenant soin de le manipuler avec douceur; le moindre mouvement brusque risquerait de provoquer un arrêt cardiaque;

◆ donnez des insufflations selon la fréquence appropriée à l'âge de la victime;

◆ **évaluer les signes de circulation pendant 1 à 2 minutes** afin de déceler un pouls même lent et faible.

S'il n'y a aucun signe de circulation, vous devez :

◆ **commencer la RCR seulement si vous croyez être en mesure de l'administrer sans interruption** jusqu'à ce que les secours médicaux prennent la relève;

◆ si les secours médicaux ne sont pas disponibles, continuez de donner des insufflations jusqu'à ce que vous ayez réchauffé le sujet.

Vous ne devez jamais supposer qu'une victime d'hypothermie grave est morte avant que son corps ne se soit réchauffé et qu'il ne présente toujours pas de signe de vie.

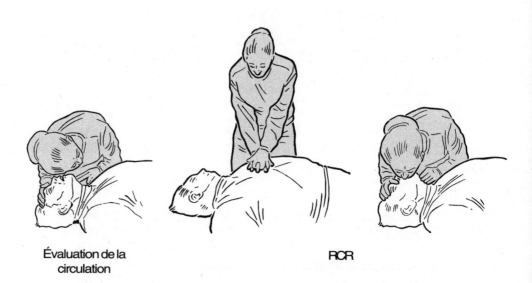

Évaluation de la   RCR
circulation

Premiers soins pour les troubles physiques dus au froid – révision

14

1. Un ami a de graves gelures aux pieds. Vous êtes dans un chalet bien chauffé situé dans une région isolée et inaccessible aux secours médicaux. Lesquels des gestes de premiers soins suivants devez-vous poser? Cochez ☑ la bonne réponse.

   ☐ A. Aider la victime à marcher jusqu'à ce que ses pieds soient réchauffés.

   ☐ B. Réchauffer doucement les pieds gelés en les trempant dans de l'eau chaude, à une température d'environ 40°C.

   ☐ C. Demander à la victime de se frictionner énergiquement les pieds.

   ☐ D. Faire boire à la victime un verre de rhum chaud.

2. Parmi les gestes suivants, lesquels constituent des premiers soins appropriés pour un sujet adulte victime d'hypothermie grave qui ne respire pas? Cochez ☑ les bonnes réponses.

   ☐ A. Vérifier les signes de circulation pendant 1 à 2 minutes (le pouls est très faible).

   ☐ B. Manipuler le sujet avec douceur et lui administrer la RCR.

   ☐ C. Obtenir immédiatement des secours médicaux.

   ☐ D. Manipuler le sujet avec douceur et lui administrer la respiration artificielle.

1.B 2.A 2.C 2.D

Troubles physiques dus à la chaleur

15

Les crampes de chaleur, l'épuisement par la chaleur et le coup de chaleur sont des troubles dus à la chaleur causés par :

◆ l'incapacité de l'organisme de maintenir sa température normale qui est de 37°C;

◆ une exposition prolongée à des températures très chaudes;

◆ une exposition prolongée au soleil;

◆ une perte non compensée de liquides organiques;

◆ des exercices vigoureux ou un travail difficile exécutés à la chaleur.

Pour **prévenir les troubles physiques dus à la chaleur**, il faut :

◆ s'exposer de manière graduelle à la chaleur;

◆ se protéger la tête des rayons du soleil;

◆ boire suffisamment d'eau pour remplacer les liquides perdus par la transpiration;

◆ éviter de travailler ou de s'exercer longtemps à la chaleur.

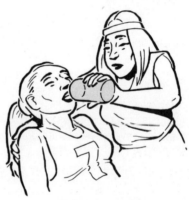

Boire des liquides

16

Lesquelles des habitudes suivantes vous aideront à éviter les troubles physiques dus à la chaleur?

Cochez ☑ les bonnes réponses.

☐ A. Boire beaucoup de liquides si l'on travaille à la chaleur.

☐ B. Éviter de porter un chapeau par une journée chaude et ensoleillée pour permettre à la chaleur de s'échapper par la tête.

☐ C. Si l'on n'est pas habitué à un climat ou à un milieu de travail chaud, s'exposer à la chaleur pendant de courtes périodes seulement.

☐ D. Prendre souvent des pauses à un endroit frais en travaillant ou en jouant par une journée chaude.

Les crampes de chaleur

• •

17

Les crampes de chaleur sont des spasmes musculaires douloureux dus à une perte excessive de sel et d'eau provoquée par la transpiration. Il ne s'agit pas d'un trouble grave et les premiers soins suffisent habituellement à faire disparaître le mal.

Signes :

◆ transpiration abondante

Symptômes :

◆ crampes musculaires douloureuses dans les membres et l'abdomen

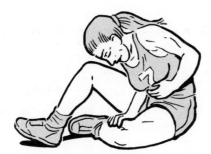

Crampes d'estomac

Premiers soins en cas de crampes de chaleur

Si une personne se plaint de crampes de chaleur, vous devez :

◆ la placer au repos à un **endroit frais**;

◆ lui faire boire de **l'eau,** autant qu'il lui est possible d'en prendre;

◆ obtenir des secours médicaux si les douleurs musculaires ne sont pas soulagées.

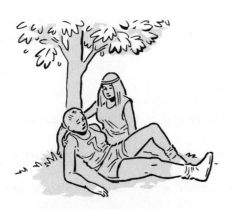

Installer la victime à l'ombre

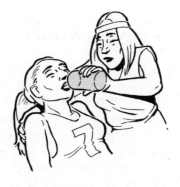

Faire boire de l'eau à la victime

L'épuisement par la chaleur

18

L'**épuisement par la chaleur** est plus dangereux que les crampes de chaleur.

L'épuisement par la chaleur survient lorsqu'une transpiration excessive entraîne une perte de liquides organiques et lorsqu'un environnement chaud et une grande humidité empêchent le refroidissement de l'organisme par l'évaporation de la sueur.

Signes :

◆ transpiration excessive

◆ peau pâle, froide et moite

◆ pouls rapide et faible

◆ respiration rapide et superficielle

◆ vomissements

◆ inconscience

Symptômes :

◆ vision floue

◆ étourdissements

◆ maux de tête

◆ nausées

◆ crampes douloureuses aux jambes et à l'abdomen

Transpiration excessive

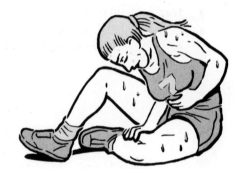

Crampes douloureuses

19

Si une personne souffre d'épuisement par la chaleur, lesquels des signes et symptômes suivants peuvent être présents? Cochez ☑ les bonnes réponses.

☐ A. La peau de la victime est blanchâtre, froide et moite.

☐ B. Le pouls et la respiration de la victime sont très lents.

☐ C. La victime dit qu'elle a mal à la tête et qu'elle a des nausées.

☐ D. La victime a de la difficulté à marcher parce que ses jambes lui font mal.

☐ E. La victime s'affaisse et ne réagit pas lorsque vous lui parlez.

20

Premiers soins pour l'épuisement par la chaleur

Les premiers soins pour l'épuisement par la chaleur tiennent à la fois du traitement des crampes de chaleur et de celui de l'état de choc.

Si la victime est parfaitement consciente, vous devez :

◆ la placer au repos à un endroit frais, les jambes et les pieds élevés;

◆ enlever les vêtements superflus;

◆ desserrer les vêtements au cou et à la taille;

◆ faire boire de l'eau à la victime, autant qu'il lui est possible d'en prendre;

◆ si la victime est prise de vomissements, ne rien lui donner par la bouche, assurer l'ouverture des voies respiratoires et obtenir rapidement des secours médicaux.

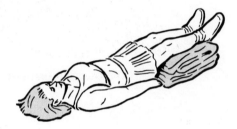

Position pour l'état de choc

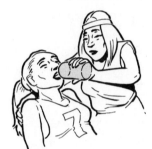

Donner de l'eau à boire

Si la victime est inconsciente :

◆ obtenir immédiatement des secours médicaux;

◆ la placer en position latérale de sécurité;

◆ surveiller les points ABC et administrer les premiers soins pour les urgences vitales, si nécessaire;

◆ poursuivre les soins jusqu'à ce que les secours médicaux prennent la relève.

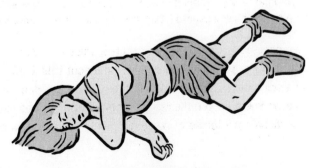

Position latérale de sécurité

Le coup de chaleur

. . . .

21

Le coup de chaleur met la vie en danger. Il existe deux types de coup de chaleur :

◆ le **coup de chaleur classique**, qui survient lorsqu'il y a défaillance du mécanisme qui règle la température du corps;

◆ le **coup de chaleur d'effort**, qui survient quand le sujet a fait un effort rigoureux dans de chaudes températures.

Signes :

◆ température du corps pouvant atteindre rapidement 40° C et plus

◆ pouls rapide et plein devenant faible par la suite

◆ peau empourprée, chaude et **sèche** en cas de coup de chaleur classique

◆ peau empourprée, chaude et **moite de sueur** en cas de coup de chaleur d'effort

◆ respiration bruyante

◆ vomissements

◆ agitation

◆ convulsions

◆ inconscience

Symptômes :

◆ maux de tête

◆ étourdissements

◆ nausées

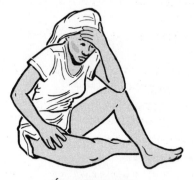

Étourdissements

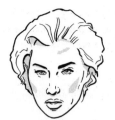

Peau empourprée, chaude et sèche

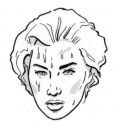

Peau empourprée, chaude et moite de sueur

Les personnes âgées et celles en mauvaise santé sont plus sujettes aux coups de chaleur.

22

Premiers soins pour un coup de chaleur (classique ou d'effort)

L'état d'une personne qui souffre d'un **coup de chaleur** est très grave. **La vie de la victime peut être en danger.**

◆ Envoyer chercher des secours médicaux sur-le-champ.

Pour prévenir des lésions cérébrales irréversibles ou la mort, vous devez **réduire rapidement la température de l'organisme.**

Vous devez :

◆ placer la victime à un endroit frais, à l'ombre;

◆ assurer l'ouverture des voies respiratoires et une respiration adéquate;

◆ enlever les vêtements de la victime;

◆ **immerger** la victime dans un **bain d'eau fraîche** et la surveiller étroitement; ou

◆ **l'éponger avec de l'eau fraîche**, particulièrement dans la région des aisselles, du cou et de l'aine, ou

◆ **l'envelopper dans des draps mouillés** et diriger un courant d'air vers elle au moyen d'un ventilateur;

◆ lorsque la température du corps semble plus basse au toucher, couvrir la victime d'un drap sec;

◆ surveiller la victime et, si sa température augmente à nouveau, répéter le traitement;

◆ poursuivre les soins jusqu'à ce que les secours médicaux prennent la relève;

◆ placer la victime inconsciente en **position latérale de sécurité**;

◆ placer la victime consciente dans la **position pour l'état de choc.**

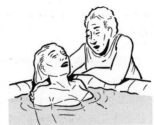

Immerger la victime dans un bain d'eau fraîche

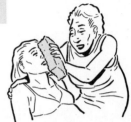

Éponger la victime avec de l'eau fraîche

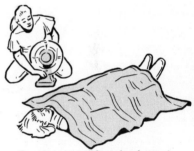

Position pour l'état de choc et utilisation d'un ventilateur

23

Une personne souffre d'un coup de chaleur. Vous avez envoyé quelqu'un chercher des secours médicaux. Lesquels des gestes suivants pouvez-vous poser pour réduire la température du corps de la victime en attendant les secours médicaux?

Cochez ☑ les bonnes réponses.

☐ A. Placer un linge humecté d'eau froide sur le front, sur la nuque, sous les aisselles et sur le bas-ventre.

☐ B. Appliquer une serviette froide et sèche sur le front de la victime.

☐ C. Couvrir la victime de draps de bain mouillés et frais et faire circuler de l'air autour d'elle.

☐ D. Immerger la victime dans un bain rempli d'eau glacée.

☐ E. Placer les pieds de la victime dans un seau d'eau tiède.

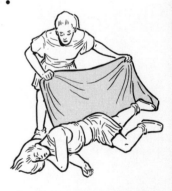

Position latérale de sécurité

Une fois que vous avez réduit la température du corps de la victime, vous devez :

☐ F. placer la victime de façon à assurer l'ouverture des voies respiratoires et la surveiller attentivement.

☐ G. la laisser seule pour qu'elle se repose.

A C F

Remarques

· ·

L'ACCOUCHEMENT D'URGENCE ET LA FAUSSE COUCHE

Introduction à l'accouchement d'urgence

1

Une connaissance de base du système reproducteur féminin et sa relation avec l'enfant à naître vous renseignera sur les soins à donner pendant un accouchement d'urgence.

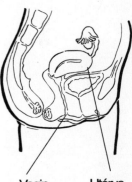

Vagin   Utérus

- ◆ **Fœtus** — produit de la conception en cours de développement

- ◆ **Utérus** — organe musculaire creux dans lequel se développe le fœtus

- ◆ **Col de l'utérus** — segment inférieur de l'utérus par lequel le fœtus passe pour se rendre dans le vagin

- ◆ **Sac amniotique** — membrane remplie de liquide qui se trouve dans l'utérus et dans lequel le fœtus se développe

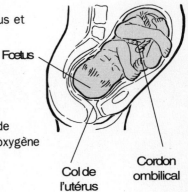

Fœtus

- ◆ **Liquide amniotique** — liquide qui entoure et protège le fœtus dans le sac amniotique

- ◆ **Placenta** — organe gros, plat et spongieux qui adhère aux parois de l'utérus et qui alimente le fœtus en nutriments et en oxygène

Col de l'utérus   Cordon ombilical

- ◆ **Cordon ombilical** — structure semblable à une corde qui renferme des vaisseaux sanguins et qui relie le placenta au fœtus

- ◆ **Vagin** — canal musculaire qui donne passage au fœtus lors de l'accouchement

Les douleurs

· ·

2

Les **douleurs** ou travail désignent le processus physiologique qui accompagne les contractions utérines au cours de l'accouchement.

Les **signes suivants annoncent le début des douleurs** :

◆ apparition de contractions régulières et rythmiques dont l'intensité peut être légère ou modérée;

◆ rupture du sac amniotique, aussi appelée "perte des eaux", et fuite du liquide qu'il contient par le vagin;

◆ écoulement léger de mucus et de sang du vagin.

Normalement, lorsque les premières douleurs se font sentir, il reste suffisamment de temps pour transporter la mère à l'hôpital.

Un accouchement se divise en **trois phases** -

1. **ouverture** (dilatation) **du col de l'utérus** causée par les contractions utérines qui s'intensifient;

2. **naissance du bébé**;

3. **délivrance du placenta**.

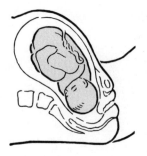 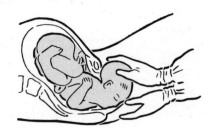 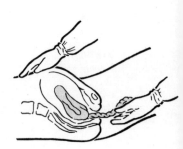

· ·

3

Lesquels des signes suivants indiquent qu'une femme enceinte entre en contractions?

☐ A. Liquide aqueux qui jaillit ou coule en un filet du vagin.

☐ B. Miction fréquente.

☐ C. Écoulement de sang continu du vagin.

☐ D. Douleurs aiguës à l'abdomen.

☐ E. Écoulement vaginal rosâtre.

Signes de l'accouchement imminent

· ·

4

Les signes et symptômes de l'accouchement imminent sont les suivants :

◆ des contractions dynamiques (fortes) et prolongées; l'intervalle entre les contractions est de moins de deux minutes;

◆ l'expérience de la mère. On doit la croire lorsqu'elle dit que l'enfant va bientôt naître;

◆ le renflement du vagin ou l'apparition de la tête du bébé;

◆ la mère fait un gros effort et pousse; elle peut éprouver le besoin de soulager ses intestins.

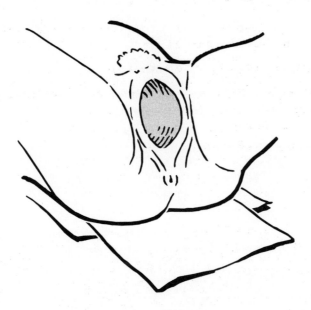

Apparition de la tête du bébé

· ·

5

Répondez vrai (**V**) ou faux (**F**) à chacun des énoncés suivants.

☐ A. Si la mère veut soulager ses intestins, c'est là un signe de l'imminence de l'accouchement.

☐ B. Le fait d'éprouver des douleurs vives à de courts intervalles indique habituellement que la naissance est imminente.

☐ C. Tant que la tête de l'enfant ne peut être perçue par l'orifice vaginal, il est encore temps de transporter la mère à l'hôpital.

☐ D. Une femme qui a déjà vécu un accouchement peut habituellement déterminer le moment de la naissance.

A.V B.V C.F D.V

Préparatifs de l'accouchement d'urgence

· ·

6

Pour se préparer à un accouchement d'urgence, il faut tout d'abord :

◆ essayer d'obtenir des secours médicaux, ou

◆ trouver de l'aide, de préférence celle du père ou d'une femme;

◆ rassembler tout le matériel nécessaire, p. ex. :
   ❖ serviettes propres, draps
   ❖ couverture pour envelopper le bébé
   ❖ ruban ou bandes en rouleau étroites et stériles pour faire une ligature du cordon
   ❖ matériel pour absorber la saignement vaginal après l'accouchement;

◆ contenant pour le placenta;

◆ savon, eau et serviettes pour vous laver les mains;

◆ gants de préférence stériles.

Certains de ces articles, tels que les couches et les couvertures pour envelopper le bébé, peuvent déjà se trouver dans un sac que la mère avait préparé en vue de son séjour à l'hôpital.

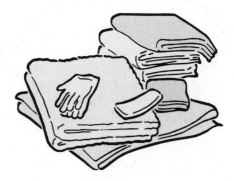

7

Pour **préparer la mère** à l'accouchement, il faut :

◆ la rassurer, veiller à son confort et à son **intimité**;

◆ lors des douleurs, laisser la mère se placer dans la position qu'elle trouve la plus confortable, généralement sur le côté gauche. (Si elle veut se coucher sur le dos, placer une serviette pliée sous sa hanche droite. Cela aidera à déplacer le bébé de sur les vaisseaux sanguins importants de la mère.);

◆ lorsque l'accouchement est imminent, allonger la mère sur le dos, les genoux fléchis et la tête appuyée sur un oreiller, à moins qu'elle ne préfère une autre position;

◆ placer des draps ou des serviettes propres sous les fesses et entre les cuisses;

◆ la couvrir de draps ou de serviettes de façon à pouvoir les soulever facilement afin de vérifier l'évolution du travail.

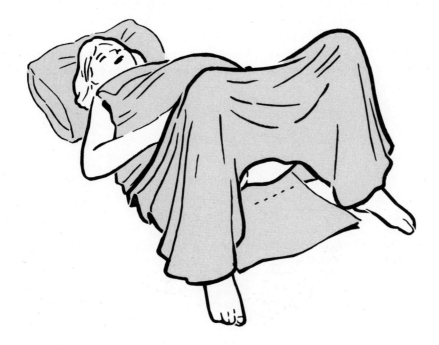

Premiers soins pendant l'accouchement

. . . .

8

Pendant les préparatifs de l'accouchement d'urgence, ne perdez pas de vue l'**objet** de votre intervention qui est :

◆ d'**aider** la mère à accoucher;

◆ de **protéger la mère et le bébé** pendant et après l'accouchement jusqu'à ce que les secours médicaux prennent la relève;

◆ de **garder** toutes les parties du placenta et des membranes qui ont été expulsées, pour les emmener avec la mère, à l'hôpital.

Ne forcez pas le processus normal de l'accouchement, en particulier lors de la dernière phase du travail.

Normalement, c'est la tête du bébé qui se présente d'abord. L'expulsion trop rapide de la tête peut être dangereuse pour le bébé et causer des blessures à la mère.

Pour éviter que le bébé ne subisse des blessures :

◆ dire à la mère de **contrôler ses efforts d'expulsion.** Lui demander de haleter – cela peut diminuer l'envie de pousser;

◆ **retenir légèrement** la tête du bébé avec la paume de vos mains pour ralentir l'expulsion;

◆ demander à la mère d'**arrêter de pousser**, une fois la tête du bébé sortie;

◆ vérifier si le cordon ombilical est enroulé autour du cou du bébé; si ce n'est pas le cas, demander à la mère de recommencer à pousser.

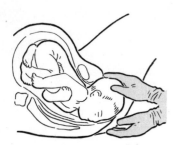 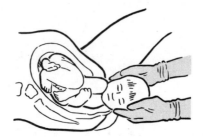 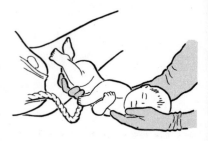

Durant la naissance, soutenir avec soin la tête puis le corps du bébé. Attention, le bébé est mouillé et glissant.

. . . .

9

Cochez les énoncés qui conviennent.

☐ A. L'accouchement est un processus naturel propre au corps de la femme.

☐ B. Le rôle du secouriste consiste à assurer la sécurité de la mère et du bébé.

☐ C. Une fois le dessus de la tête du bébé visible, dire à la mère de pousser plus fort.

☐ D. Placer les deux mains autour de la tête du bébé et tirer pour la dégager.

☐ E. Soutenir légèrement mais sûrement le nouveau-né à sa sortie.

10

Il arrive que le bébé naisse avec le **cordon ombilical** enroulé autour du cou.

◆ **Examiner** le cou du bébé.

Si le cordon est enroulé autour du cou du bébé :

◆ demander à la mère d'**arrêter de pousser**;
◆ **glisser** les doigts sous le cordon et le desserrer légèrement.

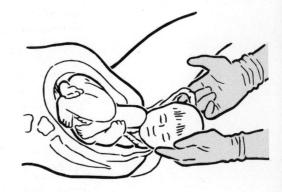

Le cordon devrait être assez lâche pour vous permettre :

◆ de le **passer** par-dessus la tête ou les épaules du bébé.

Il **ne** faut **jamais tirer** sur le cordon ou employer de force.

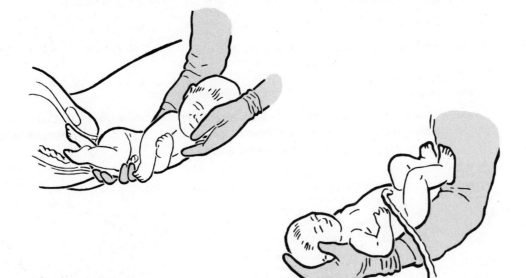

11

Lesquels des gestes suivants devez-vous poser lorsque le cordon ombilical est enroulé autour du cou du bébé?

☐ A. Couper immédiatement le cordon ombilical.
☐ B. Desserrer doucement le cordon ombilical.
☐ C. Tirer sur la tête du bébé pour la faire passer dans la boucle du cordon ombilical.
☐ D. Dégager le cordon ombilical d'autour du cou du bébé.
☐ E. Soutenir la tête du bébé pendant la manœuvre de dégagement.
☐ F. Attendre les secours médicaux pour enlever le cordon d'autour du cou du bébé.

B D E

Soin du nouveau-né

. . . .

12

Les nouveau-nés sont enduits d'une **substance** blanchâtre et **visqueuse**, ce qui les rend difficiles à prendre. Il faut les **manipuler avec soin**, les **tenir fermement** mais **délicatement** et les garder au **niveau de la filière pelvienne** jusqu'à ce que l'on ne puisse plus percevoir de pulsations au cordon ombilical.

◆ Prendre en note la date et l'heure de la naissance.

◆ Garder le bébé sur le côté, la tête plus basse que le corps, de façon que les mucosités s'écoulent des voies respiratoires.

◆ Essuyer le visage du nouveau-né pour enlever le mucus du nez et de la bouche.

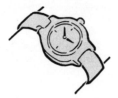
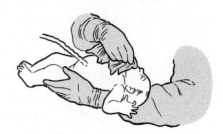

Généralement, l'enfant respire et pleure immédiatement.

◆ Si le bébé ne respire pas, incitez-le à le faire en lui frottant doucement le dos ou en lui donnant de petites tapes sous les pieds. Il **ne** faut **pas** tenir le bébé par les pieds, la tête en bas, ni lui donner des tapes dans le dos ou sur les fesses.

◆ Commencer la respiration artificielle bouche-à-bouche-et-nez si le bébé ne réagit pas.

◆ Commencer la RCR s'il y a absence de signes de circulation.

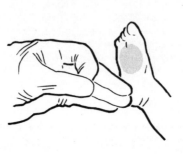
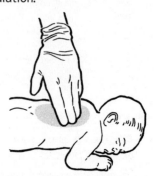

Lorsque le bébé respire et pleure et que vous ne percevez plus de pulsations au cordon ombilical :

◆ séchez le bébé à l'aide d'une serviette en prenant soin de ne pas enlever la substance visqueuse; celle-ci sera absorbée par la peau du bébé;

◆ gardez le bébé au chaud;

◆ placez le bébé sur le côté, sur l'abdomen de la mère, la tête abaissée;

◆ surveillez la respiration du bébé et attendez l'expulsion du placenta.

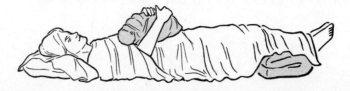

Soin du cordon ombilical et du placenta

13

Le **cordon ombilical** relie le fœtus au placenta. Le **placenta** est normalement expulsé dans les vingt minutes qui suivent la naissance du bébé.

◆ **Ne jamais essayer de forcer l'expulsion du placenta en tirant sur le cordon ombilical.**

Pour aider :

◆ masser doucement l'abdomen de la mère pour activer les contractions;

◆ recueillir le placenta dans une serviette propre, un sac ou un contenant;

◆ s'assurer que toutes les parties du placenta sont préservées;

◆ garder le placenta à la même hauteur que le bébé;

◆ placer le placenta dans une serviette propre et l'envelopper avec le bébé dans une couverture en vue du transport à l'hôpital.

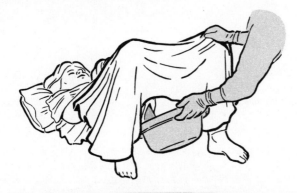

Si des secours médicaux sont à proximité et que le placenta ne saigne pas, éviter de faire une ligature du cordon ou de le couper!

Si le placenta **saigne abondamment**, il faut **agir rapidement!**

◆ **Clamper** le cordon ombilical en utilisant des bandes de ruban propres ou des bouts de ficelle résistante à **deux** endroits éloignés l'un de l'autre de 7,5 cm, et à une distance de 15 à 30 cm du nombril du bébé. **Veiller à ne pas sectionner le cordon!**

◆ Garder le placenta au même niveau que le nouveau-né.

◆ Transporter la mère et le bébé à l'hôpital dans les plus brefs délais.

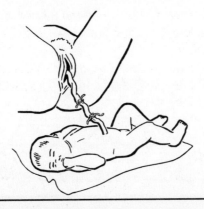

Soin de l'accouchée

· ·

14

Soins à donner à la mère après l'expulsion du placenta :

◆ Examiner la peau de l'anus au vagin afin de vérifier s'il y a lacérations et, en cas de rupture des tissus, exercer une pression.

◆ Enlever le drap souillé.

◆ Appliquer des serviettes hygiéniques sur la région du vagin afin d'absorber le saignement.

◆ Faire un massage à la partie inférieure de l'abdomen de la mère à des intervalles de 5 à 10 minutes, afin de favoriser la contraction de l'utérus et ainsi réduire le saignement.

◆ Laisser la mère allaiter son enfant, cela provoque la contraction de l'utérus.

◆ Installer confortablement la mère et la garder au chaud.

◆ Fournir un soutien affectif à la mère et faire le nécessaire pour assurer le transport dans les plus brefs délais.

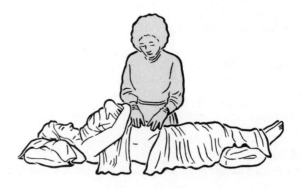

Si le saignement du vagin est excessif :

◆ continuer de masser la partie inférieure de l'abdomen à des intervalles de 5 à 10 minutes;

◆ placer la mère dans la position recommandée pour l'état de choc;

◆ garder la mère et le bébé au chaud;

◆ transporter promptement la mère et le bébé à l'hôpital le plus près.

Ne pas se servir d'un oreiller si le saignement est important

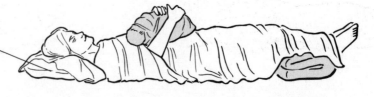

La fausse couche

· ·

15

La **fausse couche**, aussi appelée **avortement spontané**, est la perte naturelle du fœtus avant que celui-ci puisse survivre à l'extérieur de l'utérus (avant la vingtième semaine de grossesse).

Il y a trois catégories de fausse couche.

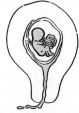 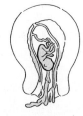 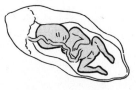

Fausse couche imminente · · · Fausse couche inévitable · · · Fausse couche complète

Signes et symptômes

La femme qui sait ou croit qu'elle est enceinte peut se plaindre :

◆ de saignement vaginal, souvent abondant;

◆ de douleurs semblables à des crampes dans le bas du ventre;

◆ de maux de rein;

◆ d'expulsion de débris tissulaires.

Soins d'urgence

◆ Donner les premiers soins pour l'état de choc.

◆ Placer la victime dans la position recommandée pour l'état de choc ou l'allonger sur le côté gauche.

◆ La transporter à l'hôpital le plus près dès que possible.

◆ Recueillir les débris tissulaires expulsés ou les articles souillés de sang (draps, serviettes, sous-vêtements) afin de les remettre au médecin traitant à l'hôpital.

◆ Fournir un soutien affectif à la mère.

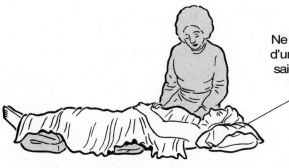

Ne pas se servir d'un oreiller si le saignement est important

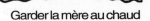

Garder la mère au chaud

Remarques

. . . .

LA DÉFIBRILLATION EXTERNE AUTOMATISÉE (DEA)

La défibrillation externe automatisée (DEA), consiste à donner un choc électrique à un cœur qui a cessé de battre normalement et s'est révélée un outil vital qui a permis de sauver la vie de nombreuses personnes ayant subi un arrêt cardiaque. De nouvelles avancées technologiques ont permis de développer des appareils qui sont vraiment portatifs, sûrs, d'utilisation simple, et faciles d'entretien. Plus ces appareils deviennent populaires, plus il y aura des personnes qui seront familiers avec leur utilisation, plus le taux de survie des personnes en arrêt cardiaque augmentera de façon décisive.

Le système de conduction électrique du cœur

1

Le cœur est un organe musculaire creux qui est divisé en quatre cavités: l'oreillette droite, l'oreillette gauche, le ventricule droit et le ventricule gauche. Les quatre cavités servent de pompe à l'organisme et propulsent le sang à chaque battement, cela crée le pouls.

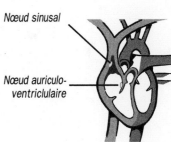

Nœud sinusal

Nœud auriculo-ventriclulaire

Les deux oreillettes reçoivent le sang qui revient des différents organes, puis, traverse les ventricules qui se contractent pour propulser le sang à l'extérieur du cœur dans tout l'organisme.

Le côté droit du cœur reçoit le sang qui revient des organes qui a donc peu d'oxygène et beaucoup de déchets. Le ventricule droit envoie le sang à la circulation pulmonaire pour qu'il élimine ces déchets et s'approvisionne en oxygène. Le sang revenant des poumons entre dans l'oreillette gauche. Le côté gauche du cœur envoie le sang oxygéné à tous les organes du corps. Ce sang reviendra au cœur par le côté droit.

Afin de créer une circulation continue, le cœur doit battre de façon coordonnée, à une fréquence habituelle de 60 à 100 battements par minute. Cela est possible grâce au système de conduction électrique du cœur.

Système électrique

Le cœur possède un système électrique autonome qui engendre lui-même les impulsions électriques. Ces impulsions se propagent dans les cellules électriques coordonnant les contractions des oreillettes et des ventricules afin de pomper le sang adéquatement aux organes.

Le point de départ de l'impulsion électrique est le nœud sinusal, qui se situe dans la cavité supérieure droite du cœur, l'oreillette droite. Les impulsions qui partent du nœud sinusal traversent les deux cavités supérieures du cœur (oreillette droite et gauche) pour se retrouver au nœud auriculo-ventriculaire (nœud AV) à la jonction entre les cavités supérieures et inférieures du cœur. Par la suite, les impulsions sont transmises du nœud AV aux ventricules où elles stimulent la contraction. C'est donc l'activité électrique coordonnée, qui engendre une activité mécanique coordonnée au niveau cardiaque.

L'activité électrique du cœur est enregistrée graphiquement par l'électrocardiogramme ou ECG. On obtient cet enregistrement ou tracé en reliant les électrodes de l'électrocardiographe à la poitrine du patient.

L'activité électrique normale

Le nœud sinusal déclenche spontanément et continuellement des impulsions électriques et joue donc le rôle de stimulateur cardiaque naturel du corps humain. Chez un adulte au repos, le rythme habituel se situe entre 60 et 100 impulsions par minute. Plusieurs facteurs influencent le rythme des impulsions tout en conservant la régularité tels que la fièvre, l'exercice, le stress qui l'accélère ou le sommeil qui peut le ralentir mais uniquement de quelques battements par minute. L'impulsion déclenchée par le nœud sinusal se transmet donc dans les oreillettes qui contractent et propulsent le sang dans les ventricules pendant que l'impulsion, une fois au nœud AV, se transmet dans les ventricules et déclenche une contraction des ventricules qui propulse le sang aux organes. Le rythme cardiaque normal et régulier est appelé rythme sinusal.

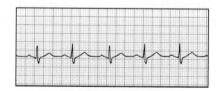

ECG Normal

L'activité électrique anormale

Certaines impulsions électriques anormales peuvent mettre la vie en danger, le plus souvent parce qu'elles diminuent la capacité du cœur à acheminer le sang aux organes.

Une activité électrique anormale se définie par un changement dans la voie de transmission des impulsions électriques. Cela entraîne souvent une incapacité du cœur à régulariser ou à contrôler le rythme.

Ces impulsions dangereuses sont la fibrillation ventriculaire, l'activité électrique avec absence de pouls, la tachycardie ventriculaire et l'asystolie. Tous ces troubles du rythme nécessitent une attention immédiate et le déclenchement rapide de réanimation de base et avancée afin d'améliorer les chances de survie.

La fibrillation et la tachycardie ventriculaire sans pouls.

Ce sont des rythmes cardiaques anormaux pour lesquels le meilleur traitement est la défibrillation rapide. Elles constituent des troubles du rythme ayant de bonnes chances de survie si la défibrillation est effectuée sans délai.

La fibrillation ventriculaire (FV) est un rythme au cours duquel les impulsions naissent dans les ventricules spontanément, à différents endroits et de façon désordonnée, à une fréquence pouvant atteindre 300 battements par minute. Le cœur ne se contracte donc pas et ressemble à un bol de gelée qui tremble sans arrêt. Le cœur ne peut donc pas générer de pouls. Le meilleur traitement pour que la victime reprenne une activité électrique normale est la défibrillation. Celle-ci fait cesser les impulsions spontanées au niveau ventriculaire afin de laisser une chance au nœud sinusal de reprendre le contrôle.

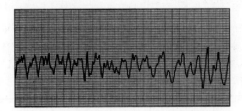

ECG-Fibrillation ventriculaire

La fibrillation ventriculaire et la tachycardie ventriculaire peuvent être corrigées par l'utilisation de la DEA

La tachycardie ventriculaire (TV) sans pouls se produit lorsque les impulsions électricques proviennent des ventricules mais toujours de la même région du ventricule. Les ventricules se contractent donc, mais à une fréquence si élevée qu'ils n'ont pas le temps de se remplir de sang et ne peuvent pas pomper efficacement du sang afin de générer un pouls. On doit donc procéder immédiatement à la défibrillation car plus elle est faite rapidement, meilleures sont les chances de survie de la victime.

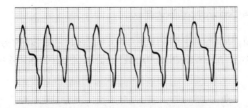

ECG—Tachycardie ventriculaire

Il faut savoir qu'une tachycardie ventriculaire peut aussi se présenter en présence d'un pouls. Cela se produit lorsque le cœur, malgré la présence de l'activité électrique anormale, arrive à compenser et à générer un pouls. Dans ce cas, que le patient soit conscient ou inconscient, il ne faut pas utiliser le défibrillation car celle-ci comporte le risque de transformer le rythme anormal avec pouls en un rythme anormal sans pouls.

L'asystolie et l'activité électrique avec absence de pouls.

Ce sont deux activités électriques anormales pour lesquelles la défibrillation n'est pas indiquée, car elle n'est d'aucune utilité.

L'asystolie correspond au tracé plat donc à une ligne presque droite sur le moniteur. Elle survient lorsqu'il n'y a plus d'activité électrique dans le cœur et donc pas de contraction. Le traitement de l'asystolie se fait en administrant des médicaments et la réanimation de base.

L'activité électrique avec absence de pouls est un rythme qui semble normal sur le tracé mais en l'absence de pouls. Ce rythme arrive plus fréquemment dans certaines situations comme un saignement massif entraînant l'hypovolémie, un pneumothorax sous tension, l'hypothermie, etc... Le traitement s'effectue avec des médicaments et en traitant spécifiquement les différentes étiologies possibles. La défibrillation n'a aucun rôle dans le traitement de l'activité électrique avec absence de pouls.

• •

2

Parmi les phrases suivantes, indiquez celle(s) qui est/sont vraie(s) par un crochet ☑.

☐   A.   Le cœur contient des cellules spécialisées qui génèrent de l'électricité.

☐   B.   La fibrillation ventriculaire peut causer la mort, si elle n'est pas arrêtée

☐   C.   Une crise cardiaque cause toujours de la fibrillation ventriculaire

☐   D.   Une tachycardie ventriculaire se caractérise par un rythme très rapide des battements du cœur.

Comment fonctionne le DEA?

· ·

3

Les DEA sont des défibrillateurs informatisés et automatisés. Ils sont programmés pour reconnaître deux rythmes cardiaques spécifiques et anormaux, la FV et la TV et pour provoquer une décharge électrique dans chacun de ces cas. Si l'appareil reconnaît une TV ou une FV chez une victime, l'appareil s'amorce et indique généralement par le biais d'un signal vocal qu'un choc est conseillé.

Le DEA ne provoquera pas un choc chez le patient dont le cœur bat normalement

Lorsque la décharge est envoyée au cœur un certain nombre de choses se produisent. Tout d'abord, la décharge électrique arrête temporairement toute activité électrique cardiaque. Cela signifie que la TV ou la FV est rapidement arrêtée. Le stimulateur naturel du cœur peut alors reprendre le contrôle du cœur et recommence à générer ses propres impulsions électriques ce qui, en retour, assure que le cœur recommence à pomper le sang dans le corps.

Ceci ne se produit pas toujours dès que le premier choc est administré. En effet, dans certains cas, plusieurs décharges sont nécessaires pour permettre au cœur de reprendre son rythme normal. Il est important de se rappeler que le DEA ne provoquera un choc chez le patient que dans les cas où il reconnaît les conditions de la TV ou de la FV. Dans aucun cas, l'appareil ne produira une décharge lorsque le cœur bat normalement ou s'il reconnaît les conditions de l'asystole ou de l'activité électrique sans pouls.

Le temps — le facteur crucial

· ·

4

Le temps constitue le facteur déterminant de la survie d'une personne ayant subi un arrêt cardiaque. Comme nous l'enseigne la Chaîne de survie, la RCR doit débuter dans les quatre minutes qui suivent l'accident afin de prévenir tout dommage au cerveau. La défibrillation devra également être administrée rapidement, tout au plus dans les huit minutes suivant l'accident pour obtenir un maximum d'efficacité. La raison en est bien simple : le cœur ne demeure en fibrillation que durant une courte période avant que toute activité électrique cardiaque ne cesse complètement. Une fois que l'activité électrique a cessé, le cœur est en asystolie, et comme nous l'avons mentionné précédemment, le DEA ne provoquera pas de décharge électrique à une victime en asystolie. Plus la période de fibrillation est longue, plus on court le risque qu'une partie importante du muscle cardiaque soit endommagée à cause du manque d'oxygénation des tissus. Par conséquent, dans le cas d'une crise cardiaque, une défibrillation rapide signifie qu'on prévient l'endommagement d'une plus grande partie du muscle cardiaque. Des études ont démontré que les chances de survie peuvent diminuer jusqu'à 10 % pour chaque minute de retard dans l'administration de la défibrillation.

Le temps = Du muscle

Très peu de victimes d'accidents cardiaques survivront si la défibrillation n'est pas administrée dans les douze minutes qui suivent une crise cardiaque.

Le rôle de la RCR dans la DEA

● ●

5

Dans la plupart des cas, l'administration isolée de la RCR à une victime ne sera pas suffisante pour que le cœur recommence à battre normalement. La RCR demeure cependant une partie essentielle de la Chaîne de survie parce qu'elle permet à un minimum de sang oxygéné d'atteindre le cerveau et le muscle cardiaque. La RCR permettra de gagner des minutes précieuses jusqu'à ce que la DEA puisse être administrée à la victime.

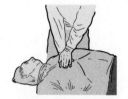

La RCR permet de conserver de précieuses minutes

Comment utiliser le DEA

● ●

6

1. Examinez les lieux pour vous assurer que la victime et le secouriste sont en sécurité.

2. Assurez-vous que la victime a fait un arrêt cardiaque : évaluation de l'A,B,C.

3. Appuyez sur le bouton « POWER ON ».
   - ◆ Branchez les câbles au DEA.
   - ◆ Raccordez les électrodes du DEA aux câbles (sur certains modèles, câbles et électrodes sont déjà raccordés).

4. Placer les électrodes auto-adhésives sur la poitrine de la victime.
   - ◆ Découvrez la poitrine de la victime.
   - ◆ Si cela est nécessaire, raser la poitrine à sec à l'endroit où les électrodes seront placées. Autrement vous aurez de la difficulté à faire adhérer correctement les électrodes à la poitrine d'une victime très poilue.
   - ◆ Si la peau est humide, séchez la. Les électrodes adhèrent mieux à une surface sèche.
   - ◆ Détachez la membrane protectrice qui recouvre la surface adhésive de l'électrode et placez une des électrodes sur la partie supérieure droite de la poitrine de la victime, juste sous la clavicule et placez l'autre sur la partie inférieure gauche de la poitrine juste sous le mamelon gauche. Dans certains cas, des instructions fournies avec les électrodes indiquent où ces dernières doivent être positionnées.

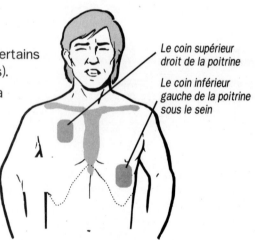

Le coin supérieur droit de la poitrine

Le coin inférieur gauche de la poitrine sous le sein

La mise en place des électrodes

5. Reculez-vous et assurez-vous que personne n'est en contact avec la victime. Si vous n'êtes pas seul, vous pouvez dire : « Éloignez-vous de la victime ».

6. Appuyez sur le bouton « ANALYZE » du défibrillateur et suivez les commandes vocales. (remarque : certains appareils procèdent automatiquement à l'analyse dès que l'appareil est mis en marche).

Une fois que l'appareil a complété l'analyse du rythme cardiaque, il indiquera soit « choc conseillé» ou « choc non conseillé ». Dans les pages qui suivent, nous expliquons en détail la procédure lorsque le choc est conseillé et, dans le cas contraire, la procédure lorsque le choc n'est pas conseillé.

Procédures: choc conseillé et choc non conseillé.

Suivez l'un des deux protocoles suivants:

1• **Assurez-vous de la sécurité des lieux et vérifiez si la victime est inconsciente**

2• **Appelez du secours médical (911***) ou envoyer quelqu'un en chercher**

3• **Vérifiez la respiration et le pouls (l'ABC)**

4• **Constatez l'absence de pouls**

5• **Installez le DEA**

7

Choc conseillé

Écartez-vous de la victime : ANALYSE EN COURS
Choc conseillé*
Écartez-vous de la victime : CHOC EN COURS

Écartez-vous de la victime : ANALYSE EN COURS
Choc conseillé*
Écartez-vous de la victime : CHOC EN COURS

Écartez-vous de la victime : ANALYSE EN COURS
Choc conseillé*
Écartez-vous de la victime : CHOC EN COURS

Vérifiez le pouls carotidien
En absence de pouls,
faite la RCR durant 1 minute

Écartez-vous de la victime : ANALYSE EN COURS
Choc conseillé
Écartez-vous de la victime : CHOC EN COURS
Répétez la série de 3 chocs
(si le DEA le conseille)

Vérifiez le pouls carotidien
En absence de pouls,
faite la RCR durant 1 minute

Écartez-vous de la victime : ANALYSE EN COURS
Choc conseillé
Écartez-vous de la victime : CHOC EN COURS
Répétez la série de 3 chocs
(si le DEA le conseille)

Continuez la séquence de 3 chocs consécutifs et la RCR,
jusqu'à ce qu'une équipe médicale prenne la relève

Choc non conseillé

Écartez-vous de la victime : ANALYSE EN COURS
Choc non conseillé

Vérifiez le pouls carotidien
En absence de pouls,
faite la RCR durant 1 minute

Écartez-vous de la victime : ANALYSE EN COURS
Choc non conseillé**

Vérifiez le pouls carotidien
En absence de pouls,
faite la RCR durant 1 minute

Écartez-vous de la victime : ANALYSE EN COURS
Choc non conseillé**

Vérifiez le pouls carotidien
En absence de pouls,
faite la RCR durant 1 minute

Continuez la RCR jusqu'à ce qu'une équipe
médicale prenne la relève en vérifiant le pouls et
en répétant une analyse à chaque minute

La défibrillation - Situations et considérations particulières

8

Tel que mentionné précédemment, le choc de défibrillation ne sera appliqué que dans les cas où les conditions de la FV ou de la TV ont été détectées. Mais ce ne sont pas là les seuls aspects dont il vous faudra tenir compte lorsque vous utiliserez l'appareil.

La DEA et les enfants. La DEA est rarement utilisé sur des enfants puisque la FV et la TV sont rares en pédiatrie. Règle générale, l'utilisation de la DEA doit être limitée aux enfants de plus de 8 ans qui pèsent plus de 36 kg (80 lb) car en dessous de ce poids, la décharge électrique sera trop élevée. Cette règle peut varier selon l'endroit – suivez les procédures en vigueur dans votre région.

La DEA et les victimes enceintes. La procédure est identique à la victime sans grossesse.

1. Il faut tenir compte de la présence de deux patients mais, dans la plupart des cas, le traitement de la mère demeure la meilleure option pour le fœtus.

2. Les manœuvres de RCR seront effectuées lorsque la victime sera en décubitus latéral gauche partiel pour décomprimer la veine cave inférieure de la pression de l'utérus gravide. Il est possible d'immobiliser la victime sur une planche avec un coussin ou une couverture derrière la hanche ou la planche.

3. La défibrillation sera effectuée de la même façon que la victime sans grossesse.

4. Le défibrillateur peut être utilisé à tous les trimestres de la grossesse.

La DEA et les victimes de blessures physiques (traumatisme).

1. Immobilisation cervicale de la victime et administration d'oxygène.

2. Évaluation des voies aériennes, de la respiration et de la circulation, et contrôle de(s) l'hémorragie(s) externe(s).

3. S'il y a absence de pouls, on installe le moniteur-défibrillateur.

4. Si l'appareil identifie un rythme de FV ou de TV, on aura recours au choc à trois reprises tel qu'autorisé, puis on transportera la victime au centre hospitalier. Si le transport au centre hospitalier n'est pas disponible (ressources inadéquates ou insuffisantes), il est possible de continuer la procédure de défibrillation à plus de trois reprises selon le protocole d'utilisation tant et aussi longtemps qu'un rythme de FV ou de TV est détecté, et ce, jusqu'à ce que le transport d'urgence soit disponible.

5 Il est important de se rappeler que l'arrêt cardiaque peut être à l'origine du traumatisme, mais qu'en traumatologie le but premier est de transporter le plus rapidement possible la victime au centre hospitalier afin de procéder au traitement chirurgical approprié et ainsi diminuer la morbidité et la mortalité post-traumatisme.

La DEA et la présence de timbres médicamenteux sur la victime. Certaines victimes sont porteuses d'un timbre médicamenteux comme par exemple, les timbres de nitroglycérine pour ceux qui souffrent d'angine de poitrine. Si vous trouvez un de ces timbres sur une victime à l'endroit où vous devez placer les électrodes de défibrillation, enlevez-le doucement de la poitrine et essuyez la peau. Procéder avec soin afin de ne pas être affecté par le médicament. Le timbre ne comporte aucun risque de brûlure pour la victime, mais il peut diminuer la transmission de la décharge électrique de façon significative. S'il se trouve entre la peau et l'électrode de défibrillation.

La DEA et les victimes porteuses d'un stimulateur cardiaque (pacemaker). On prend soin d'installer les électrodes à côté du stimulateur cardiaque en évitant tout contact avec le stimulateur implanté, car ce dernier peut absorber une partie de la décharge ce qui diminue le choc vers le cœur. S'il y avait contact, cela pourrait également endommager le stimulateur

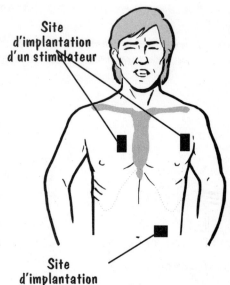

Site d'implantation d'un stimulateur

Site d'implantation

La DEA et les victimes porteuses d'un défibrillateur implanté. Il est possible que le sauveteur en contact avec la victime ressente la décharge du stimulateur cardiaque implanté mais cela est sans danger pour le sauveteur. Le défibrillateur implanté peut donner un choc dans les vingt ou trente secondes qui suivent le début de la fibrillation ventriculaire. Si aucun choc n'est produit par le stimulateur implanté et que le patient présente un rythme qui peut être traité par défibrillation, on suivra la procédure standard décrite ci-dessus. Les électrodes du défibrillateur externe doivent être placées à côté du défibrillateur implanté. Dans tous les cas, on devra faire vérifier les défibrillateurs implantés après une défibrillation externe.

La DEA et les victimes d'hypothermie.

1. Enlevez les vêtements mouillés de la victime et protégez-la contre le refroidissement.

2. Maintenez la victime en position horizontale

3. Évitez de déplacer la victime brusquement, car cela peut déclencher la fibrillation ventriculaire.

4. Vérifier la respiration et le pouls (l'ABC); installer le moniteur et le masque à oxygène. Veuillez noter que la prise du pouls est plus difficile dans ce cas et pourra durer jusqu'à 45 secondes.

5. Si le cœur est en état de fibrillation, on effectue la défibrillation jusqu'à un maximum de trois chocs, puis on fera la RCR et on réchauffera la victime jusqu'à son arrivée au centre hospitalier.

6. Lorsqu'une victime en hypothermie (ou que l'on soupçonne l'hypothermie) subit un arrêt cardio-respiratoire, les manœuvres de réanimation doivent être effectuées même si un certain laps de temps s'est écoulé depuis l'événement. La température du corps doit être d'au moins 32°C avant que la victime puisse être déclarée morte parce que l'hypothermie en diminuant le métabolisme comporte un effet protecteur du système nerveux et par conséquent améliore les chances de survie de la victime de façon significative.

La DEA sur des surfaces mouillés. Vous devez être prudent sur une surface mouillée, car le DEA produit une décharge électrique. Si cela est possible, déplacez la victime sur une surface sèche et essuyez sa poitrine.

La DEA sur une surface métallique. Il est préférable que la victime soit allongée sur une surface non conductrice, mais, règle générale, vous ne courez aucun risque si vous devez utiliser l'appareil sur un patient étendu sur une surface métallique.

La DEA dans les véhicules en mouvement. Si vous transportez une victime dans un véhicule en mouvement, vous devez dans tous les cas arrêter le véhicule avant d'utiliser l'appareil. Il arrive qu'à cause des vibrations du véhicule en mouvement, le DEA détecte par erreur la présence de FV ou de TV et conseille un choc alors que ce n'est pas nécessaire.

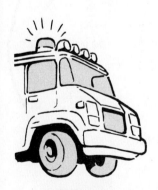

**Arrêter le
véhicule avant
d'utiliser un DEA**

La DEA et les victimes avec respiration agonale.

Une victime d'arrêt cardiaque ne respire pas puisque si le cœur est arrêté, les poumons le sont aussi. Mais, lorsque l'arrêt cardiaque est récent, la victime peut présenter un rythme respiratoire appelé agonal ou terminal. Il s'agit d'une respiration très lente donc moins de 10 respirations par minute, et souvent 6 à 8. La respiration est ainsi inefficace et la victime doit être ventilée pour être oxygénée. Cette respiration signe la mort imminente de la victime si les soins ne sont pas apportés rapidement. Lors de l'utilisation de la DEA, la respiration agonale peut poser un problème puisque les mouvements respiratoires peuvent être interprétés comme de l'interférence mais aucune solution ne s'offre dans ce cas puisque tant que le DEA enregistrera de l'interférence, il ne pourra défibriller.

· ·

9

Indiquez quels énoncés ci-dessous sont vrais (V) ou faux (F) :

☐ A. Lorsque le DEA provoque une décharge, toute activité électrique du cœur s'arrête.

☐ B. Le cœur demeurera en fibrillation ventriculaire pour une durée indéterminée.

☐ C. Dans le cas ou la victime souffre d'hypothermie, il faut limiter à cinq le nombre de chocs.

☐ D. Lorsqu'on transporte une victime qui est branché sur un DEA, il faut arrêter le véhicules avant d'utiliser l'appareil.

☐ E. Le DEA conseillera un choc lorsqu'il reconnaît la FV, la TV ou l'activité électrique sans pouls.

A.V B.F C.F D.V E.F

La DEA à un sauveteur ou à deux sauveteurs.

10

La DEA à un sauveteur ou à deux sauveteurs. À quel moment faut-il appeler les services médicaux d'urgence? En présence d'une victime d'arrêt cardio-respiratoire, la première chose à faire consiste à installer le DEA sur la victime et à analyser son rythme cardiaque afin d'effectuer la défibrillation, si nécessaire, le plus rapidement possible.

Si vous êtes seul et que le premier message est « choc non conseillé », appeler le 911 ou le numéro local des services d'urgence.

Si vous êtes seul et que le premier message est « choc conseillé », administrer trois chocs consécutifs, s'il y a lieu, puis appelez le 911 ou le numéro local des services d'urgence.

Si vous êtes avec une autre personne et que le premier message est « choc non conseillé », demander à l'autre personne d'appeler le 911 ou le numéro local des services d'urgence pendant que vous effectuez la RCR.

Si vous êtes avec une autre personne et que le premier message est « choc conseillé », au moment où vous commencez les défibrillations, le deuxième sauveteur peut appeler le 911 ou le numéro local des services d'urgence.

En tout temps, si d'autres personnes sont à proximité, envoyez les appeler le 911 ou le numéro local des services d'urgence dès que vous constatez l'inconscience de la victime en leur disant de spécifier qu'il y a une victime inconsciente, l'endroit et de les diriger le plus rapidement possible.

Le traitement de la victime après la réanimation

11

Si le pouls de la victime reprend au cours des différentes étapes de la défibrillation, réévaluez entièrement l'ABC, donc vérifiez immédiatement le niveau de conscience, les voies respiratoires, le rythme de la respiration ainsi que la circulation (le pouls).

Si la victime demeure inconsciente, mais présente un pouls, vous devez maintenir ses voies respiratoires dégagées et, si elle respire, placez-la en position de recouvrement si vous ne soupçonnez pas de traumatisme à la colonne. Si elle ne respire pas, vous devez lui donner la respiration artificielle.

En attendant l'arrivée du personnel médical, vous devez continuer de vérifier le niveau de conscience, les voies respiratoires, la respiration et la circulation de la victime régulièrement. Il est possible que vous ayez à recommencer la RCR si le pouls de la victime cesse.

De plus, vous devez continuellement laisser le DEA en place afin de vérifier le rythme de la victime au besoin. Si le DEA vous recommande de vérifier la victime ou si le pouls de la victime disparaît, reprenez le protocole d'utilisation du DEA depuis le début.

S'OCCUPER DE LA FAMILLE ET DES AMIS DE LA VICTIME

. . . .

12

S'occuper de la famille et des amis de la victime. Un arrêt cardiaque provoque des réactions émotionnelles qui peuvent varier chez les membres de la famille et les amis de la victime. Vous devez vous concentrer sur la victime de l'arrêt cardiaque et l'utilisation du DEA, mais vous devez aussi tenir compte de la présence et du besoin de soutien des proches de la victime. Vous pouvez essayer de trouver quelqu'un d'autre pour s'occuper de la famille pendant que vous vous occupez de la victime en arrêt cardiaque. Si vous êtes seul avec la victime et ses proches, vous pouvez leur dire rapidement que vous comprenez leur inquiétude, mais que vous devez vous concentrer pour la secourir et qu'ils doivent donc vous laisser faire votre travail.

LE TRANSFERT DES SOINS DE LA VICTIME AU PERSONNEL MÉDICAL.

. . . .

13

En tant qu'intervenant désigné, vous devrez transférer la responsabilité des soins de la victime à du personnel médical qualifié. Vous devrez donc faire un rapport sur la situation en incluant vos observations et les gestes que vous aurez posés, en incluant le plus de détails possibles. Vous devrez décrire la situation initiale et à quelle heure la victime s'est écroulée. A-t-elle eu des malaises auparavant? Est-elle connue pour des problèmes de santé et la prise de médication? Qui a commencé la RCR et à quelle heure?

Vous devrez aussi expliquer les analyses faites et les chocs donnés (le nombre et à quelle heure) dans le but de permettre à l'équipe médicale de prendre la relève en continuant les soins que vous avez amorcés.

Lorsque vous intervenez auprès d'une victime, vous vous sentirez probablement anxieux que votre réanimation soit efficace et triste en cas d'échec. Vous devez constamment vous rappeler qu'il est impossible de réanimer toutes les victimes d'arrêts cardiorespiratoires, mais que, par vos démarches, vous augmentez leurs chances de survie. Vous devez aussi revenir sur le déclenchement de l'intervention avec les autres sauveteurs afin que chacun puisse extérioriser son stress.

LES CONSIDÉRATIONS LÉGALES DE LA DEA

. . . .

14

Le seul fait de suivre un cours en défibrillation externe automatisée ne constitue pas une autorisation d'appliquer cette procédure sur une victime d'arrêt cardiaque. Actuellement, au Québec, la défibrillation est reconnue comme étant un acte médical. Cela signifie qu'une permission de se servir de cet appareil doit être obtenue d'un médecin. Chaque médecin peut déléguer cette responsabilité à des personnes, que le médecin juge aptes à se servir de l'appareil de façon sécuritaire dans le but de secourir des victimes de crises cardiaques. Veuillez lire l'énoncé de principe suivant, signez-le et demandez à votre Instructeur de le signer également. Si vous avez des questions sur l'utilisation du DEA dans votre province, demander des précisions à votre Instructeur.

Énoncé de principe

L'utilisation d'un défibrillateur externe automatique sur une victime d'arrêt cardiaque est un acte médical régi par la loi, mais un médecin peut vous donner l'autorisation d'effectuer cette procédure. Il vous sera donc permis d'utiliser le DEA avec l'accord et l'autorisation écrite du médecin en question. Puisque votre droit d'utiliser le DEA découle du droit d'effectuer des actes médicaux du médecin qui vous a délégué une partie de ce droit, ce dernier garde l'autorité pleine et entière sur le protocole local de défibrillation, sur la nécessité de rafraîchir de temps à autre votre formation, sur l'utilisation de la documentation du DEA et finalement sur les rapports que vous devez produire.

Dans les endroits où cela est possible, l'Ambulance Saint-Jean s'assurera que l'information que vous recevrez lors du programme de formation sera en accord avec les exigences locales auxquelles vous devrez satisfaire lorsque vous désirerez obtenir une autorisation d'un médecin pour l'utilisation d'un DEA.

Je comprends que la réussite de ce cours de défibrillation externe automatisé de l'Ambulance Saint-Jean me procure les compétences requises pour administrer cette procédure sur les victimes d'arrêt cardiaque mais que seule l'autorisation expresse d'un médecin me donne le droit d'effectuer cette procédure sur une victime.

Nom (en caractères moulés) ——————————————

Date ——————————————————————

Signature du participant ————————————————

Signature de l'instructeur ————————————————

Bibliographie

- American Heart Association. Advanced cardiac life support, 1997-99.
- Fondation des maladies du cœur du Canada. DEA-Accès public à la défibrillation, guide à l'intention des intervenants, 1999.
- Fondation des maladies du cœur du Canada, Guide complet de la RCR, 1993.
- Mohrman, D. Cardiovascular physiology, third edition, 1991.
- Rosen. Emergency medicine, fourth edition, 1998.
- Tintinalli. Emergency medicine, fourth edition, 1996.

La prise en charge d'une situation d'urgence – sujet qui ne réagit pas

Une victime adulte inconsciente est étendue sur le dos. Le secouriste a été témoin de l'affaissement de la victime. Un passant se trouve tout près.

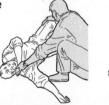

Activité

EXAMEN DES LIEUX

- prendre la situation en main
- appeler à l'aide et évaluer les dangers que présentent les lieux
- déterminer le nombre de victimes, les circonstances de l'incident et le mécanisme causal de la blessure
- vous identifier comme secouriste et offrir votre aide
- évaluer la faculté de réponse
- envoyer chercher des secours médicaux

EXAMEN PRIMAIRE (ABC)

- voies respiratoires

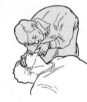

- respiration

- circulation

EXAMEN SECONDAIRE

SOINS CONTINUS DE LA VICTIME

- surveiller l'état de la victime
- noter les faits
- donner un compte rendu

Indications de rendement

Prendre la situation en main.

Demander au passant de se tenir prêt à aider.
Rendre les lieux sûrs.

Étant donné que vous avez été témoin de l'incident, vous savez ce qui s'est passé et connaissez le mécanisme causal de la blessure. *[Vous ne soupçonnez pas de blessures à la tête et à la colonne vertébrale.]*

Vous identifier comme secouriste et obtenir la permission de donner des soins.

Demander à la victime : "Est-ce que ça va?" et lui tapoter les épaules. *[La victime ne réagit pas.]*

Fournir les renseignements suivants : circonstances de l'incident, endroit et absence de réaction de la victime.

A. Ouvrir les voies respiratoires de la victime.

B. Vérifier la respiration pendant 10 secondes. *[La victime respire.]*

Vérifier l'efficacité de la respiration. *[La respiration est silencieuse, facile, soutenue et régulière.]*

C. Vérifier l'état et la température de la peau de la victime.

[La peau est pâle, chaude et sèche.]

Effectuer un examen rapide de la victime. *[La victime ne présente aucun signe d'hémorragie ou de déformation.]*

[Il n'est pas nécessaire d'effectuer un examen secondaire de la victime puisque les secours médicaux arriveront bientôt.]

Rassurer la victime. Desserrer les vêtements trop ajustés.

Placer la victime en position latérale de sécurité. Couvrir la victime. Ne rien lui donner par la bouche.

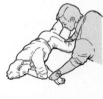

Vérifier fréquemment les points ABC.

Prendre des notes. Mettre les effets personnels de la victime en lieu sûr.

Donner aux ambulanciers un compte rendu de l'état de la victime et des premiers soins qui lui ont été prodigués. *[La victime est toujours inconsciente.]*

La prise en charge d'une situation d'urgence – sujet qui réagit

Une victime adulte est tombée et s'est cogné la tête; la victime est étendue sur le dos. Deux passants, qui ont été témoins de l'incident, se trouvent sur les lieux.

Activité

EXAMEN DES LIEUX

- prendre la situation en main
- appeler à l'aide
- évaluer les dangers que présentent les lieux
- déterminer le nombre de victimes, les circonstances de l'incident et le mécanisme causal de la blessure
- vous identifier comme secouriste et offrir votre aide
- envoyer chercher des secours médicaux
- évaluer la faculté de réponse

EXAMEN PRIMAIRE (ABC)

- voies respiratoires

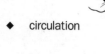

- respiration

- circulation

EXAMEN SECONDAIRE

SOINS CONTINUS DE LA VICTIME

- surveiller l'état de la victime

- noter les faits
- donner un compte rendu

Indications de rendement

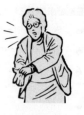

Dire à la victime de ne pas bouger.

Demander aux passants de se tenir prêts à aider.

Rendre les lieux sûrs.

Interroger la victime *[blessures possibles à la tête ou à la colonne vertébrale]*.

Vous identifier comme secouriste et obtenir la permission de donner des soins.

Fournir les renseignements suivants : circonstances de l'incident, endroit et état de la victime.

Soutenir la tête et le cou de la victime. Demander : "Est-ce que ça va?" *[Une victime consciente **réagit**.]*

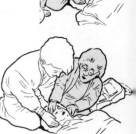

A. Demander à la victime : "Où avez-vous mal?" *[La victime parle distinctement – ses voies respiratoires sont dégagées.]*

Montrer à un passant comment soutenir la tête et le cou de la victime.

B. Vérifier si la victime respire d'une manière efficace. *[La respiration est silencieuse, facile, soutenue et régulière.]*

C. Vérifier l'état et la température de la peau de la victime *[la peau est pâle, chaude et sèche]*. Effectuer un examen rapide de la victime. *[La victime ne présente aucun signe d'hémorragie ou de déformation.]*

[Il n'est pas nécessaire d'effectuer un examen secondaire de la victime puisque les secours médicaux arriveront bientôt.]

Continuer de soutenir la tête et le cou de la victime et ne pas bouger celle-ci.

Rassurer la victime. Desserrer les vêtements trop ajustés. Couvrir la victime. Ne rien lui donner par la bouche.

Vérifier fréquemment les points ABC.

Prendre des notes. Mettre les effets personnels de la victime en lieu sûr.

Donner aux ambulanciers un compte rendu de l'état de la victime et des premiers soins qui lui ont été prodigués. *[La victime est toujours consciente.]*

Position latérale de sécurité – méthode de rechange

Une victime adulte inconsciente est étendue sur le dos; elle ne présente aucun signe apparent de blessures. Un passant se trouve tout près. L'examen des lieux et l'examen primaire de la victime ont été effectués.

Activité

EXAMEN DES LIEUX

◆ prendre la situation en main

◆ appeler à l'aide

◆ évaluer les dangers que présentent les lieux

◆ déterminer le nombre de victimes, les circonstances de l'incident et le mécanisme causal de la blessure

◆ vous identifier comme secouriste et offrir votre aide

◆ évaluer la faculté de réponse

◆ envoyer chercher des secours médicaux

EXAMEN PRIMAIRE (ABC)

◆ voies respiratoires

◆ respiration

◆ circulation

EXAMEN SECONDAIRE

SOINS CONTINUS DE LA VICTIME

◆ donner les premiers soins pour l'état de choc

◆ surveiller l'état de la victime

◆ noter les faits

◆ donner un compte rendu

Indications de rendement

Vous avez pris la situation en main.

Vous avez appelé à l'aide et un passant a répondu à votre appel.

Vous avez rendu les lieux sûrs.

Vous avez interrogé le passant. *[Vous ne soupçonnez pas de blessures à la tête et à la colonne vertébrale.]*

Vous vous êtes identifié comme secouriste et avez obtenu la permission de donner des soins.

Vous avez évalué la faculté de réponse. *[La victime ne réagit pas.]*

Vous avez envoyé un passant appeler les secours médicaux.

A. [La victime a les voies respiratoires ouvertes.]

B. [La victime respire d'une manière efficace.]

C. [La victime ne saigne pas mais est en état de choc.]

[Il n'est pas nécessaire d'effectuer un examen secondaire de la victime puisque les secours médicaux arriveront bientôt.]

Rassurer la victime. Desserrer les vêtements trop ajustés. Placer la victime en position latérale de sécurité. Couvrir la victime. Ne rien lui donner par la bouche.

Vérifier à nouveau les points ABC.

Prendre des notes. Mettre les effets personnels de la victime en lieu sûr.

Donner aux ambulanciers un compte rendu de l'état de la victime et des premiers soins qui lui ont été prodigués. *[La victime est toujours inconsciente.]*

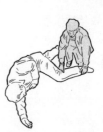

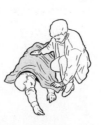

La respiration artificielle – sujet adulte

Une victime adulte est étendue sur le ventre. Le secouriste a été témoin de l'incident. Un passant se trouve tout près.

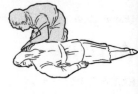

Activité	Indications de rendement

Activité

EXAMEN DES LIEUX

◆ prendre la situation en main

◆ appeler à l'aide et évaluer les dangers

◆ déterminer le nombre de victimes, les circonstances de l'incident et le mécanisme causal de la blessure

◆ vous identifier comme secouriste et offrir votre aide

◆ évaluer la faculté de réponse

◆ envoyer chercher des secours médicaux

EXAMEN PRIMAIRE (ABC)

◆ voies respiratoires

◆ respiration

◆ circulation

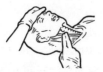

Compléter l'examen primaire :

EXAMEN SECONDAIRE

SOINS CONTINUS DE LA VICTIME

◆ donner les premiers soins pour l'état de choc

◆ surveiller l'état de la victime et noter les faits

◆ donner un compte rendu

Indications de rendement

Prendre la situation en main.

Demander au passant de se tenir prêt à aider.
Rendre les lieux sûrs.

Étant donné que vous avez été témoin de l'incident, vous savez ce qui s'est passé et connaissez le mécanisme causal de la blessure. *[Vous ne soupçonnez pas de blessures à la tête et à la colonne vertébrale.]*

Vous identifier comme secouriste et obtenir la permission de donner des soins.

Demander à la victime : "Est-ce que ça va?" et lui tapoter les épaules. *[La victime ne réagit pas.]*

Fournir les renseignements suivants : circonstances de l'incident, endroit et absence de réaction de la victime.

Tourner la victime sur le dos.

A. Ouvrir les voies respiratoires.

B. Vérifier la respiration pendant 10 secondes. *[La victime ne respire pas.]*

Donner deux insufflations lentes (allouer 2 secondes à chaque insufflation) en observant la poitrine. *[La poitrine se soulève et s'abaisse.]*

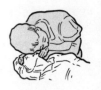

C. Vérifier s'il y a des signes de circulation pendant 10 secondes.
    [Le pouls est perceptible.]

Donner une insufflation lente aux 5 secondes pendant environ une minute.

Maintenir le renversement de la tête et vérifier à nouveau s'il y a des signes de circulation et la respiration pendant 10 secondes après une minute (et à des intervalles de quelques minutes par la suite).

[La victime respire maintenant.]

Vérifier l'efficacité de la respiration. *[La respiration est efficace.]* Vérifier si la victime est en état de choc. Il n'est pas nécessaire d'effectuer un examen rapide de celle-ci puisque vous ne soupçonnez aucune autre blessure.
[La victime est en état de choc.]

[Il n'est pas nécessaire d'effectuer un examen secondaire de la victime puisque les secours médicaux arriveront bientôt.]

Rassurer la victime. Desserrer les vêtements trop ajustés. Placer la victime en position latérale de sécurité. Couvrir la victime. Ne rien lui donner par la bouche.

Vérifier fréquemment les points ABC. Prendre des notes. Mettre les effets personnels de la victime en lieu sûr.

Donner aux ambulanciers un compte rendu de l'état de la victime et des premiers soins qui lui ont été prodigués. *[La victime est toujours inconsciente.]*

Respiration artificielle avec déplacement de la mâchoire en avant sans renversement de la tête

Une victime est tombée dans l'escalier; elle est étendue sur le dos au pied des marches. Un passant se trouve tout près.

Activité	**Indications de rendement**
EXAMEN DES LIEUX	
◆ prendre la situation en main	Prendre la situation en main. Dire à la victime de ne pas bouger.
◆ appeler à l'aide et évaluer les dangers que présentent les lieux	Demander au passant de se tenir prêt à aider. Rendre les lieux sûrs.
◆ déterminer le nombre de victimes, les circonstances de l'incident et le mécanisme causal de la blessure	Interroger le passant. *[Vous soupçonnez des blessures à la tête ou à la colonne vertébrale.]*
◆ vous identifier comme secouriste et offrir votre aide	Vous identifier comme secouriste et obtenir la permission de donner des soins.
◆ envoyer chercher des secours médicaux	Fournir les renseignements suivants : circonstances de l'incident, endroit et absence de réaction de la victime.
◆ évaluer la faculté de réponse	Soutenir la tête et le cou de la victime et lui demander : "Est-ce que ça va?"
EXAMEN PRIMAIRE (ABC)	Puisque vous soupçonnez des blessures à la tête ou à la colonne vertébrale – vérifier la respiration de la victime pendant 10 secondes dans la position dans laquelle elle se trouve **avant** de lui ouvrir les voies respiratoires. *[La victime ne respire pas.]*
 ◆ voies respiratoires	A. Ouvrir les voies respiratoires en utilisant le **déplacement de la mâchoire en avant sans renversement de la tête**.
◆ respiration	B. Vérifier à nouveau la respiration pendant 10 secondes. *[La victime ne respire toujours pas.]*
	Donner deux insufflations lentes (allouer 2 secondes à chaque insufflation) en observant la poitrine. *[La poitrine se soulève et s'abaisse.]*
◆ circulation	C. Continuer de soutenir la tête et le cou pendant que vous vérifiez s'il y a des signes de circulation pendant 10 secondes. *[Le pouls est perceptible.]*
	Continuer de ventiler les poumons à la fréquence d'une insufflation aux 5 secondes.
	Vérifier à nouveau le pouls et la respiration pendant 10 secondes après une minute et à des intervalles de quelques minutes par la suite.
	[Il n'est pas nécessaire d'effectuer un examen secondaire de la victime puisque les secours médicaux arriveront bientôt.]
EXAMEN SECONDAIRE	
SOINS CONTINUS DE LA VICTIME	
◆ donner les premiers soins pour l'état de choc	Continuer de soutenir la tête et le cou de la victime; ne pas la bouger . La rassurer. Desserrer les vêtements trop ajustés. Couvrir la victime. Ne rien lui donner par la bouche.
◆ surveiller l'état de la victime et noter les faits	Vérifier fréquemment les points ABC. Prendre des notes. Mettre les effets personnels de la victime en lieu sûr.
◆ donner un compte rendu	Donner aux ambulanciers un compte rendu de l'état de la victime et des premiers soins qui lui ont été prodigués. *[La victime est toujours inconsciente.]*

L'étouffement – sujet adulte conscient qui perd soudain conscience

Une victime adulte se tient la gorge et tousse vigoureusement. Un passant se trouve tout près.

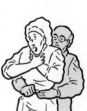

Activité

EXAMEN DES LIEUX

- prendre la situation en main
- appeler à l'aide et évaluer les dangers que présentent les lieux
- déterminer le nombre de victimes, les circonstances de l'incident et le mécanisme causal de la blessure
- vous identifier comme secouriste et offrir votre aide

EXAMEN PRIMAIRE (ABC)

- voies respiratoires

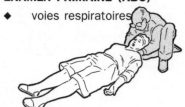

- envoyer chercher des secours médicaux

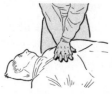

- respiration

- circulation

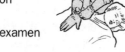

Compléter l'examen primaire

EXAMEN SECONDAIRE

SOINS CONTINUS DE LA VICTIME

Indications de rendement

Prendre la situation en main.

Demander au passant de se tenir prêt à aider. Rendre les lieux sûrs.

Demander : "Êtes-vous étouffé?" *[La victime tousse vigoureusement.]*

Vous identifier comme secouriste et obtenir la permission de donner des soins.

A. Encourager la victime à tousser. *[La victime tousse vigoureusement.]*

Déceler tout signe d'une obstruction complète. *[La victime ne peut ni tousser, ni respirer, ni parler.]* Demander : "Pouvez-vous tousser?" Trouver le point de repère et administrer des poussées abdominales jusqu'à ce que les voies respiratoires soient dégagées ou que la victime perde conscience. *[La victime perd conscience.]* Allonger la victime sur le dos, sur le sol.

Fournir les renseignements suivants : circonstances de l'incident, endroit et victime en train d'étouffer qui a perdu conscience.

Regarder dans la bouche pour toute obstruction et ouvrir les voies respiratoires. *[Le corps étranger n'est pas délogé.]*

Vérifier la respiration jusqu'à 10 secondes. *[La victime ne respire pas.]*

Essayer de ventiler les poumons. *[La poitrine ne se soulève pas.]*

Repositionner la tête et essayer à nouveau de ventiler. *[La poitrine ne se soulève toujours pas.]*

Trouver le point de repère et donner 15 compressions thoraciques. Répéter l'examen de la bouche, les tentatives d'insufflations et les compressions thoraciques. ***[Le corps étranger est visible et est retiré de la bouche de la victime.]***

B. Donner deux insufflations lentes en regardant si la poitrine se soulève et s'abaisse. *[La poitrine se soulève et s'abaisse.]*

C. Vérifier la circulation et la respiration jusqu'à 10 secondes. *[Le pouls est perceptible, et la victime respire mais demeure inconsciente.]*

Vérifier l'efficacité de la respiration. Vérifier la circulation (température et état de la peau). *[La respiration est efficace et la peau est froide et moite.]*

[Il n'est pas nécessaire d'effectuer un examen secondaire de la victime puisque les secours médicaux arriveront bientôt.]

Rassurer la victime. Desserrer les vêtements trop ajustés. Placer la victime en position latérale de sécurité. Couvrir la victime. Ne rien lui donner par la bouche. Vérifier fréquemment les points ABC. Prendre des notes. Donner aux ambulanciers un compte rendu de l'état de la victime et des premiers soins qui lui ont été prodigués. *[La victime est toujours inconsciente.]*

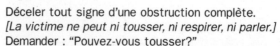

L'étouffement – sujet adulte conscient en état de grossesse avancée ou obèse

Il semble qu'une femme en état de grossesse avancée soit en train de s'étouffer; elle ne peut ni tousser, ni respirer, ni parler. Un passant se trouve tout près.

Activité

Indications de rendement

EXAMEN DES LIEUX

- prendre la situation en main
- appeler à l'aide et évaluer les dangers que présentent les lieux
- déterminer le nombre de victimes, les circonstances de l'incident et le mécanisme causal de la blessure
- vous identifier comme secouriste et offrir votre aide

Prendre la situation en main.

Demander au passant de se tenir prêt à aider. Rendre les lieux sûrs.

Demander : "Êtes-vous étouffé?" *[La victime ne peut ni tousser, ni respirer, ni parler.]*

Vous identifier comme secouriste et obtenir la permission de donner des soins.

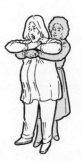

EXAMEN PRIMAIRE (ABC)

- voies respiratoires

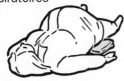

A. Demander : "Pouvez-vous tousser?" Se placer derrière la victime et trouver le point de repère – exercer des poussées **thoraciques** jusqu'à ce que les voies respiratoires soient dégagées ou que la victime perde conscience.

[La victime perd conscience.]

Allonger la victime sur le dos, sur le sol. Placer une cale sous la hanche droite de la victime, si vous avez ce qu'il vous faut sous la main.

- envoyer chercher des secours médicaux

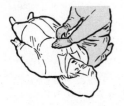

Fournir les renseignements suivants : circonstances de l'incident, endroit et victime en train d'étouffer qui a perdu conscience.

Regarder dans la bouche pour toute obstruction et ouvrir les voies respiratoires. *[Le corps étranger n'est pas visible.]*

Vérifier la respiration jusqu'à 10 secondes. *[La victime ne respire pas.]*

Essayer de ventiler les poumons. *[La poitrine ne se soulève pas.]*

Repositionner la tête et essayer à nouveau de ventiler. *[La poitrine ne se soulève toujours pas.]*

Trouver le point de repère et donner 15 compressions **thoraciques** – répéter l'examen de la bouche, les tentatives d'insufflations et les compressions thoraciques. ***[Le corps étranger est visible et est retiré de la bouche de la victime.]***

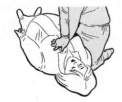

- respiration

B. Donner deux insufflations lentes en observant la poitrine. *[La poitrine se soulève et s'abaisse.]*

- circulation

C. Vérifier la circulation et la respiration jusqu'à 10 secondes. *[Le pouls est perceptible, et la victime respire mais demeure inconsciente.]*

Compléter l'examen primaire

Vérifier l'efficacité de la respiration. Vérifier la circulation (température et état de la peau). *[La respiration est efficace et la peau est froide et moite.]*

EXAMEN SECONDAIRE

[Il n'est pas nécessaire d'effectuer un examen secondaire de la victime puisque les secours médicaux arriveront bientôt.]

SOINS CONTINUS DE LA VICTIME

Rassurer la victime. Desserrer les vêtements trop ajustés. Placer la victime en position latérale de sécurité. Couvrir la victime. Ne rien lui donner par la bouche. Vérifier fréquemment les points ABC. Prendre des notes. Donner aux ambulanciers un compte rendu de l'état de la victime et des premiers soins qui lui ont été prodigués. *[La victime est toujours inconsciente.]*

La RCR à un sauveteur – sujet adulte

Une victime adulte est étendue sur le dos. Il n'y a pas de passants. Le secouriste a
été témoin de l'incident. Un téléphone se trouve tous près.

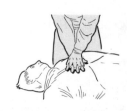

Activité

EXAMEN DES LIEUX

◆ prendre la situation en main

◆ appeler à l'aide et évaluer les
  dangers que présentent les lieux

◆ déterminer le nombre de victimes,
  les circonstances de l'incident et le
  mécanisme causal de la blessure

◆ vous identifier comme secouriste et
  offrir votre aide

◆ évaluer la faculté de réponse

◆ envoyer chercher des secours
  médicaux ou y aller vous-même

EXAMEN PRIMAIRE (ABC)

◆ voies respiratoires

◆ respiration

◆ circulation

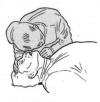

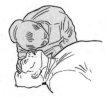

EXAMEN SECONDAIRE

SOINS CONTINUS DE LA VICTIME

Indications de rendement

Prendre la situation en main.

Rendre les lieux sûrs.

Vous avez été témoin de l'affaissement de la victime et ne soupçonnez pas
la présence de blessures à la tête ou à la colonne vertébrale.

Vous identifier comme secouriste et obtenir la permission de donner des
soins.

Demander à la victime : "Est-ce que ça va?" et lui
tapoter les épaules. *[La victime ne réagit pas.]*

Fournir les renseignements suivants : circonstances
de l'incident, endroit et absence de réaction de la victime.

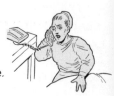

A. Ouvrir les voies respiratoires.

B. Vérifier la respiration pendant 10 secondes. *[La victime ne respire pas.]*
   Donner deux insufflations lentes (allouer 2 secondes à chaque insufflation) en observant la poitrine. *[La poitrine se soulève et s'abaisse.]*

C. Vérifier les signes de circulation pour 10 secondes. *[Le pouls n'est pas
   perceptible.]*

   Trouver le point de repère en vue d'administrer des compressions
   thoraciques.

   Donner des cycles de 15 compressions et 2 insufflations lentes pendant
   environ une minute. Utiliser tout procédé mnémonique tel

   1 et 2 et 3 et 4 et 5 et

   1 et 2 et 3 et 4 et 10 et

   1 et 2 et 3 et 4 et 15

   de façon à administrer les compressions
   à la fréquence indiquée, soit 100 à la minute.

Vérifier à nouveau la circulation et la respiration
jusqu'à 10 secondes après une minute, et à des
intervalles de quelques minutes par la suite. *[Le
pouls et la respiration sont toujours absents.]*

Continuer d'administrer la RCR.
[Le pouls et la respiration sont toujours absents.]

Le secouriste en est encore à l'étape de l'examen primaire.

Continuer d'administrer la RCR jusqu'à ce que les secours médicaux prennent
la relève.

La RCR à deux sauveteurs – sujet adulte

Une victime est étendue sur le dos. Un passant se trouve tout près.

Activité

Les secouristes sont placés de chaque côté de la victime.

EXAMEN DES LIEUX

◆ effectuer un examen des lieux

EXAMEN PRIMAIRE (ABC)

◆ voies respiratoires

◆ respiration

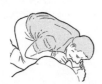

◆ circulation

Donner des cycles de 15 compressions et 2 insufflations pendant environ **une minute** (4 cycles) en commençant par les compressions.

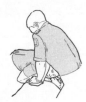 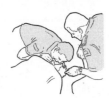

Continuer d'administrer la RCR.

Effectuer un **changement de position**.

EXAMEN SEC./SOINS CONTINUS

Indications de rendement

1ER SAUVETEUR

Est chargé de la ventilation au départ.

Prend la situation en main, appelle à l'aide, évalue les dangers, rend les lieux sûrs, détermine les circonstances de l'incident, s'identifie comme secouriste et offre son aide.

Évalue la faculté de réponse [La victime ne réagit pas.]

Envoie un passant chercher des secours médicaux.

Ouvre les voies respiratoires.

Vérifie la respiration. [La victime ne respire pas.] Donne 2 insufflations lentes. [La poitrine se soulève et s'abaisse à chaque insufflation.]

Vérifie la circulation jusqu'à 10 secondes. [aucun signe de circulation.]

Donne 2 insufflations lentes après chaque séquence de 15 compressions et en évalue l'efficacité.

Après une minute et à des intervalles de quelques minutes par la suite, dit à son coéquipier : "Arrête les compressions." Boucle le cycle en donnant 2 insufflations et ce, avant de vérifier la circulation et la respiration. [Le pouls n'est toujours pas perceptible.]

Dit à son coéquipier : "Pas de signes de circulation, recommence les compressions." Donne 2 insufflations après chaque séquence de 15 compressions.

Donne 2 insufflations lentes puis **prend place au niveau de la poitrine** de la victime et trouve le point de repère en vue d'exercer les compressions.

Commence les compressions.

Les secouristes administrent la RCR jusqu'à ce que les secours médicaux prennent la relève.

2E SAUVETEUR

Est chargé des compressions au départ.

Aide à effectuer un examen des lieux, s'il y a lieu.

Se tient prêt à intervenir.

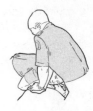

Trouve le point de repère et met les mains correctement en position.

Donne 15 compressions – Utilise tout procédé mnémonique tel 1 et 2 et 3 et 4 et 5 de façon à administrer les compressions à la fréquence indiquée, soit 100 à la minute.

Fait une **pause** mais garde les mains en position.

Lorsqu'un changement de position est demandé, exécute une séquence de 15 compressions puis dit : **"Change"**.

Prend place au niveau de la tête de la victime et se prépare à vérifier la circulation et la respiration dans son nouveau rôle de sauveteur chargé de la ventilation.

Confirme l'absence de circulation et dit : "commence les compressions".. Les secouristes administrent la RCR jusqu'à ce que les secours médicaux prennent la relève.

La respiration artificielle – sujet enfant

Un enfant est étendu le visage contre le sol. Le secouriste a été témoin de l'incident. Le tuteur est présent.

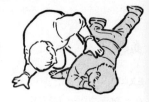

Activité

EXAMEN DES LIEUX

- prendre la situation en main
- appeler à l'aide et évaluer les dangers
- déterminer le nombre de victimes, les circonstances de l'incident et le mécanisme causal de la blessure
- vous identifier comme secouriste et offrir votre aide
- évaluer la faculté de réponse

- envoyer chercher des secours médicaux

EXAMEN PRIMAIRE (ABC)

- voies respiratoires
- respiration

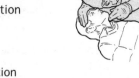

- circulation

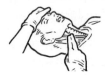

Compléter l'examen primaire

EXAMEN SECONDAIRE

SOINS CONTINUS DE LA VICTIME

- donner les premiers soins pour l'état de choc
- surveiller l'état de la victime et noter les faits
- donner un compte rendu

Indications de rendement

Prendre la situation en main.

Demander au père ou à la mère de l'enfant ou au tuteur de se tenir prêt à aider. Rendre les lieux sûrs.

Interroger le père ou la mère de l'enfant ou le tuteur. *[Vous ne soupçonnez pas de blessures à la tête et à la colonne vertébrale.]*

Vous identifier comme secouriste et obtenir la permission de donner des soins.

Demander : "Est ce que ça va?" et tapoter les épaules de l'enfant. *[L'enfant ne réagit pas.]*

Fournir les renseignements suivants : circonstances de l'incident, endroit et absence de réaction de l'enfant.

Tourner l'enfant sur le dos.

A. Ouvrir les voies respiratoires.

B. Vérifier la respiration jusqu'à 10 secondes. *[L'enfant ne respire pas.]* Donner 2 insufflations lentes **(allouer 1 à 1,5 seconde à chaque insufflation)** en insufflant juste assez d'air pour que la poitrine se soulève. Observer la poitrine. *[La poitrine se soulève et s'abaisse.]*

C. Vérifier la circulation jusqu'à 10 secondes. *[Le pouls est perceptible.]*

Poursuivre les insufflations. Donner une insufflation lente aux **trois** secondes pendant environ une minute.

Vérifier à nouveau la circulation et la respiration pendant 10 secondes après une minute (et à des intervalles de quelques minutes par la suite).

[L'enfant respire maintenant.]

Vérifier l'efficacité de la respiration. *[La respiration est efficace.]* Déceler tout signe de l'état de choc (état et température de la peau) et effectuer un examen rapide de l'enfant. *[L'enfant est en état de choc mais ne saigne pas.]*

[Il n'est pas nécessaire d'effectuer un examen secondaire du sujet puisque les secours médicaux vont bientôt arriver.]

Placer l'enfant en position latérale de sécurité. Le couvrir et desserrer les vêtements trop ajustés. Ne rien lui donner par la bouche.

Vérifier fréquemment les points ABC. Prendre des notes. Mettre les effets personnels de l'enfant en lieu sûr.

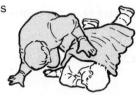

Donner aux ambulanciers un compte rendu de l'état de l'enfant et des premiers soins qui lui ont été prodigués.

L'étouffement – sujet enfant conscient qui perd soudain conscience

Un enfant se tient la gorge et tousse vigoureusement. Le père ou la mère de l'enfant, ou le tuteur, se trouve tout près.

Activité

EXAMEN DES LIEUX

- prendre la situation en main
- appeler à l'aide et évaluer les dangers que présentent les lieux
- déterminer le nombre de victimes, les circonstances de l'incident et le mécanisme causal de la blessure
- vous identifier comme secouriste et offrir votre aide

EXAMEN PRIMAIRE (ABC)

- voies respiratoires

- envoyer chercher des secours médicaux

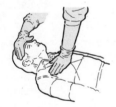

- respiration

- circulation

Compléter l'examen primaire

EXAMEN SECONDAIRE

SOINS CONTINUS DE LA VICTIME

Indications de rendement

Prendre la situation en main.

Dire au père ou à la mère de l'enfant, ou au tuteur, de se tenir prêt à aider. Rendre les lieux sûrs.

Demander : "Es-tu étouffé?" *[L'enfant tousse vigoureusement.]*

Vous identifier comme secouriste et obtenir la permission de donner des soins.

A. Encourager la victime à tousser. *[L'enfant tousse vigoureusement.]*

Déceler tout signe d'une obstruction complète. *[L'enfant ne peut ni tousser, ni respirer, ni parler.]* Demander : "Peux-tu tousser?"

Se tenir debout ou s'agenouiller derrière l'enfant et trouver le point de repère – donner des poussées abdominales jusqu'à ce que les voies respiratoires soient dégagées ou que l'enfant perde conscience.

[L'enfant perd conscience.] Allonger l'enfant sur le sol, sur le dos.

Fournir les renseignements suivants : circonstances de l'incident, endroit et enfant en train d'étouffer qui a perdu conscience.

Regarder dans la bouche pour toute obstruction et ouvrir les voies respiratoires. *[Le corps étranger n'est pas délogé.]*

Vérifier la respiration jusqu'à 10 secondes. *[la victime ne respire pas.]*

Essayer de ventiler les poumons. *[La poitrine ne se soulève pas.]* Remettre la tête en position et essayer à nouveau de ventiler. *[La poitrine ne se soulève toujours pas.]*

Trouver le point de repère et donner 5 compressions thoraciques – répéter l'examen de la bouche, les tentatives d'insufflations et les compressions thoraciques.

[L'objet est repéré et est retiré de la bouche de l'enfant.]

B. Donner 2 insufflations lentes **(allouer 1 à 1,5 seconde à chaque insufflation)**; insuffler juste assez d'air pour que la poitrine se soulève. *[La poitrine se soulève et s'abaisse.]*

C. Vérifier la circulation et la respiration jusqu'à 10 secondes. *[L'enfant respire mais demeure inconscient.]* Vérifier l'efficacité de la respiration. Vérifier la circulation (température et état de la peau). *[La respiration est efficace et la peau est froide et moite.]*

[Il n'est pas nécessaire d'effectuer un examen secondaire de la victime puisque les secours médicaux vont bientôt arriver.]

Rassurer l'enfant. Desserrer les vêtements trop ajustés. Placer l'enfant en position latérale de sécurité. Le couvrir. Ne rien lui donner par la bouche.

Vérifier fréquemment les points ABC. Prendre des notes.

Donner aux ambulanciers un compte rendu de l'état de l'enfant et des premiers soins qui lui ont été prodigués. *[L'enfant est toujours inconscient.]*

La RCR à un sauveteur – sujet enfant

Un enfant inconscient est étendu sur le dos. Le père ou la mère de l'enfant, ou le tuteur, qui a été témoin de l'incident est présent.

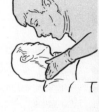

Activité

Indications de rendement

EXAMEN DES LIEUX

- prendre la situation en main
- appeler à l'aide et évaluer les dangers que présentent les lieux
- déterminer le nombre de victimes, les circonstances de l'incident et le mécanisme causal de la blessure
- vous identifier comme secouriste et offrir votre aide
- évaluer la faculté de réponse

- envoyer chercher des secours médicaux

Prendre la situation en main.
Rendre les lieux sûrs.

Interroger le père ou la mère de l'enfant ou le tuteur. *[Vous ne soupçonnez pas de blessures à la tête et à la colonne vertébrale.]*

Vous identifier comme secouriste et obtenir la permission de donner des soins.

Demander : "Est-ce que ça va?" et tapoter les épaules de l'enfant. *[L'enfant ne réagit pas.]*
Fournir les renseignements suivants : circonstances de l'incident, endroit et absence de réaction.

EXAMEN PRIMAIRE (ABC)

- voies respiratoires
- respiration

- circulation

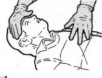

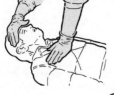

A. Ouvrir les voies respiratoires.

B. Vérifier la respiration jusqu'à 10 secondes. *[L'enfant ne respire pas.]* Donner 2 insufflations lentes **(allouer 1 à 1,5 seconde à chaque insufflation)** en insufflant juste assez d'air pour que la poitrine se soulève. *[La poitrine se soulève et s'abaisse.]*

C. Vérifier la circulation jusqu'à 10 secondes. *[Le pouls n'est pas perceptible.]*

Trouver le point de repère et donner 5 compressions thoraciques **avec le talon d'une main**. De l'autre main, garder les voies respiratoires ouvertes.

Donner des cycles de 5 compressions et 1 insufflation lente pendant environ une minute. Utiliser tout procédé mnémonique, tel 1, 2, 3, 4, 5, de façon à administrer les compressions à la fréquence indiquée, soit **100 à la minute**.

Vérifier à nouveau la circulation et la respiration jusqu'à 10 secondes après une minute et à des intervalles de quelques minutes par la suite. *[Le pouls et la respiration sont toujours absents.]*

Continuer d'administrer la RCR.

EXAMEN SECONDAIRE

SOINS CONTINUS DE LA VICTIME

Le secouriste en est encore à l'étape de l'examen primaire.

Continuer d'administrer la RCR jusqu'à ce que les secours médicaux prennent la relève.

La respiration artificielle – sujet bébé

Un bébé est allongé sur le dos. Le père ou la mère du bébé, ou le tuteur, qui a été témoin de l'incident est présent.

Activité

EXAMEN DES LIEUX

◆ prendre la situation en main

◆ appeler à l'aide et évaluer les dangers que présentent les lieux

◆ déterminer le nombre de victimes, les circonstances de l'incident et le mécanisme causal de la blessure

◆ vous identifier comme secouriste et offrir votre aide

◆ évaluer la faculté de réponse

◆ envoyer chercher des secours médicaux

EXAMEN PRIMAIRE (ABC)

◆ voies respiratoires

◆ respiration

◆ circulation

Poursuivre les insufflations

Vérifier à nouveau le pouls et la respiration après une minute (et à des intervalles de quelques minutes par la suite)

EXAMEN SECONDAIRE

SOINS CONTINUS DE LA VICTIME

Indications de rendement

Prendre la situation en main.
Rendre les lieux sûrs.

Interroger le père ou la mère du bébé ou le tuteur. [*Vous ne soupçonnez pas de blessures à la tête et à la colonne vertébrale.*]

Vous identifier comme secouriste et obtenir la permission de donner des soins.
Tapoter le talon des pieds du bébé.
[*Le bébé ne réagit pas.*]
Fournir les renseignements suivants : circonstances de l'incident, endroit et absence de réaction du bébé.

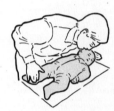

A. Ouvrir les voies respiratoires.
B. Vérifier la respiration jusqu'à 10 secondes.
[*Le bébé ne respire pas.*]
Donner 2 insufflations lentes (**allouer 1 à 1,5 seconde à chaque insufflation**) en insufflant juste assez d'air pour que la poitrine se soulève. [*La poitrine se soulève et s'abaisse.*]

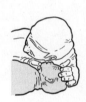

C. Vérifier la circulation jusqu'à 10 secondes.
[*Le pouls est perceptible.*]
Donner une insufflation lente aux **trois** secondes pendant environ une minute.
Maintenir le renversement de la tête. Vérifier à nouveau la circulation et la respiration jusqu'à 10 secondes.

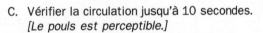

Poursuivre les insufflations.
[*Le bébé ne respire pas mais le pouls est perceptible.*]

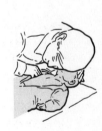
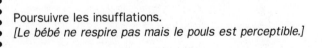

Le secouriste en est encore à l'étape de l'examen primaire.

Continuer d'administrer la RA jusqu'à ce que les secours médicaux prennent la relève.

L'étouffement – sujet bébé conscient qui perd soudain conscience

Un bébé semble être en difficulté et tousser vigoureusement. Le père ou la mère du bébé, ou le tuteur, qui a été témoin de l'incident se trouve sur les lieux.

Activité

EXAMEN DES LIEUX

- prendre la situation en main
- appeler à l'aide et évaluer les dangers que présentent les lieux
- déterminer le nombre de victimes, les circonstances de l'incident et le mécanisme causal de la blessure
- vous identifier comme secouriste et offrir votre aide

EXAMEN PRIMAIRE (ABC)

- voies respiratoires

- envoyer chercher des secours médicaux

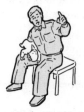

- respiration

- circulation

Compléter l'examen primaire

EXAMEN SECONDAIRE

SOINS CONTINUS DE LA VICTIME

Indications de rendement

Prendre la situation en main.
Rendre les lieux sûrs.

Interroger le père ou la mère du bébé ou le tuteur. *[Vous ne soupçonnez pas de blessures à la tête et à la colonne vertébrale.]*

Vous identifier comme secouriste et obtenir la permission de donner des soins.

A. Déterminer le degré d'obstruction. *[Le bébé a le visage rouge et manque d'air.]* Mettre le bébé sur le ventre, la tête plus basse que le tronc. Donner 5 tapes dans le dos puis 5 poussées thoraciques **à l'aide de deux doigts**.

Répéter les tapes dans le dos et les poussées thoraciques jusqu'à ce que les voies respiratoires soient dégagées ou que le bébé perde conscience. *[Le bébé perd conscience.]*

Fournir les renseignements suivants : circonstances de l'incident, endroit et absence de réaction du bébé.

Regarder dans la bouche pour toute obstruction *[Le corps étranger n'est pas visible.]*

Vérifier la respiration jusqu'à 10 secondes *[la victime ne respire pas.]*

Essayer de ventiler les poumons. *[La poitrine ne se soulève pas.]*

Repositionner la tête et essayer à nouveau de ventiler. *[La poitrine ne se soulève toujours pas.]*

Répéter les compressions thoraciques, l'examen de la bouche et les tentatives d'insufflation.

[L'objet est repéré et est retiré de la bouche du bébé.]

B. Donner 2 insufflations lentes (allouer 1 à 1,5 seconde à chaque insufflation); insuffler juste assez d'air pour que la poitrine se soulève. *[La poitrine se soulève et s'abaisse.]*

C. Vérifier la circulation et la respiration jusqu'à 10 secondes. *[Le pouls est perceptible, et le bébé respire mais demeure inconscient.]*

Vérifier l'efficacité de la respiration. Vérifier la circulation (température et état de la peau). *[La respiration est efficace et la peau est froide et moite.]*

[Il n'est pas nécessaire d'effectuer un examen secondaire du bébé puisque les secours médicaux vont bientôt arriver.]

Rassurer le bébé. Desserrer les vêtements trop ajustés. Placer le bébé en position latérale de sécurité. Le couvrir. Ne rien lui donner par la bouche. Vérifier fréquemment les points ABC. Prendre des notes. Donner aux ambulanciers un compte rendu de l'état du bébé et des premiers soins qui lui ont été prodigués. *[Le bébé est toujours inconscient.]*

La RCR à un sauveteur – sujet bébé

Un bébé inconscient est étendu sur le dos. Le père ou la mère du bébé, ou le tuteur, qui a été témoin de l'incident est présent.

Activité

Indications de rendement

EXAMEN DES LIEUX

- prendre la situation en main
- appeler à l'aide et évaluer les dangers que présentent les lieux
- déterminer le nombre de victimes, les circonstances de l'incident et le mécanisme causal de la blessure
- vous identifier comme secouriste et offrir votre aide
- évaluer la faculté de réponse

- envoyer chercher des secours médicaux

Prendre la situation en main.
Rendre les lieux sûrs.

Interroger le père ou la mère du bébé ou le tuteur. *[Vous ne soupçonnez pas de blessures à la tête et à la colonne vertébrale.]*

Vous identifier comme secouriste et obtenir la permission de donner des soins.
Tapoter le talon des pieds du bébé.
[Le bébé ne réagit pas.]
Fournir les renseignements suivants : circonstances de l'incident, endroit et absence de réaction du bébé.

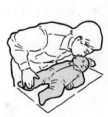

EXAMEN PRIMAIRE (ABC)

- voies respiratoires

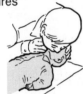

- respiration

- circulation

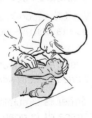

A. Ouvrir les voies respiratoires.

B. Vérifier la respiration jusqu'à 10 secondes. *[Le bébé ne respire pas.]*
Donner 2 insufflations lentes (allouer 1 à 1,5 seconde à chaque insufflation) en insufflant juste assez d'air pour que la poitrine se soulève.
Regarder si la poitrine se soulève et s'abaisse. *[La poitrine se soulève et s'abaisse.]*

C. Vérifier la circulation jusqu'à 10 secondes.
[Le pouls est absent.]
Trouver le point de repère et donner 5 compressions à l'aide de **deux doigts**.
Maintenir la fréquence indiquée, qui est d'**au moins 100** compressions par minute, en utilisant un procédé mnémonique tel :

     1, 2, 3, 4 , 5.

Donner des cycles de 5 compressions et 1 insufflation pendant environ une minute.
Vérifier à nouveau la circulation et la respiration jusqu'à 10 secondes après une minute et à des intervalles de quelques minutes par la suite. *[La respiration et le pouls sont toujours absents.]*
Continuer d'administrer la RCR. *[La respiration et le pouls sont absents.]*

EXAMEN SECONDAIRE ET

Le secouriste en est encore à l'étape de l'examen primaire.

SOINS CONTINUS DE LA VICTIME

Continuer d'administrer la RCR jusqu'à ce que les secours médicaux prennent la relève.

Scénario de DEA no 1 (Deux sauveteurs – choc conseillé)

Vous vous trouvez dans votre zone de travail lorsque vous recevez un appel d'un autre service qui vous demande de l'aide. Vous prenez votre DEA et accompagné d'un deuxième sauveteur vous vous rendez sur les lieux. À votre arrivée, vous remarquez qu'un des gestionnaires est étendu à plat ventre et qu'il semble inconscient. Vous commencez l'évaluation.

Activité	DIRECTIVES
EXAMEN DE LA SCÈNE	Prendre la situation en main
	S'assurer que l'endroit est sécuritaire
	Identifiez-vous et demander le consentement
	Demandez à la victime « Comment vous sentez-vous? » et tapoter doucement l'épaule de la victime. (la victime ne répond pas)
	Envoyez l'autre sauveteur à la recherche d'une équipe médicale d'urgence
EXAMEN DE BASE (l'ABC)	A. Assurez-vous que les voies respiratoires de la victime ne sont pas obstruées
	B. Vérifiez la respiration de la victime jusqu'à 10 secondes (la victime ne respire pas) Donner deux insufflations lentes en observant la poitrine de la victime (la cage thoracique se soulève et s'abaisse)
	C. Vérifiez la circulation jusqu'à 10 secondes (il n'y a pas de pouls)
	Marquez la poitrine pour le massage cardiaque
	Faire des cycles de 15 compressions et de 2 ventilations lentes jusqu'à ce que le DEA soit en place et prêt à être branché.
DÉFIBRILLATION	Mettre l'appareil en marche
	Raccorder les câbles au DEA
	Raccorder les électrodes aux câbles
	Coller les électrodes sur la poitrine du patient
	Écartez-vous de la victime et appuyez sur le bouton Analyse
	Choc conseillé
	Écartez-vous de la victime - Choc
	Analysez et répétez les chocs deux fois
	Prenez la pouls et si vous notez une absence de circulation, faites la RCR durant 1 minute
	Écartez-vous – répétez l'analyse et donnez 3 chocs (si cela est recommandé par le DEA)
	Prenez le pouls et si vous notez une absence de circulation faites la RCR durant 1 minute
	Continuer la procédure ci-dessus jusqu'à l'arrivée de l'équipe médicale d'urgence.

Scénario de DEA no 2 (Deux secouristes – Choc non conseillé)

Vous êtes responsable des premiers soins à une joute de hockey. Une personne vient vers vous en courant et vous apprend que quelqu'un s'est évanoui dans les gradins. Vous prenez votre DEA et, en compagnie du second secouriste, vous vous dirigez vers l'endroit où se trouve la victime. Vous commencez l'évaluation.

Activité	Directives
EXAMEN DE LA SCÈNE	Prendre la situation en main
	S'assurer que l'endroit est sécuritaire
	Identifiez-vous et demandez le consentement
	Demandez à la victime « Comment vous sentez-vous? » et tapoter doucement l'épaule de la victime. (la victime ne répond pas)
	Envoyer l'autre sauveteur à la recherche d'une équipe médicale d'urgence
EXAMEN DE BASE (l'ABC)	A Assurez-vous que les voies respiratoires de la victime ne sont pas obstruées
	b. Vérifiez la respiration de la victime jusqu'à 10 secondes (la victime ne respire pas) Donner deux insufflations lentes en observant la poitrine de la victime (la cage thoracique se soulève et s'abaisse)
	c. Vérifiez la circulation jusqu'à 10 secondes (il n'y a pas de pouls)
	Marquez la poitrine pour le massage cardiaque
	Faire des cycles de 15 compressions et de 2 ventilations lentes jusqu'à ce que le DEA soit en place et prêt à être branché.
DÉFIBRILLATION	Mettre l'appareil en marche
	Raccorder les câbles au DEA
	Raccorder les électrodes aux câbles
	Coller les électrodes sur la poitrine du patient
	Écartez-vous de la victime - appuyer sur le bouton Analyse
	L'appareil indique Choc non conseillé
	Prendre le pouls et si vous notez une absence de circulation faites la RCR durant 1 minute
	Écartez-vous de la victime - appuyer sur le bouton Analyse
	L'appareil indique Choc non conseillé
	Prendre le pouls et si vous notez une absence de circulation faites la RCR durant 1 minute
	Écartez-vous de la victime - appuyer sur le bouton Analyse
	L'appareil indique Choc non conseillé
	Prendre le pouls et si vous notez une absence de circulation faites la RCR durant 1 minute
	Continuer la RCR jusqu'à l'arrivée de l'équipe médicale d'urgence.

Scénario de DEA no 3 (Un seul sauveteurs – choc conseillé)

Vous travaillez avec votre partenaire lorsque soudain ce dernier s'écroule sur le sol. Vous prenez votre DEA et vous appelez à l'aide. Personne ne répond à votre cri. Vous commencez l'évaluation.

Activité	DIRECTIVES
EXAMEN DE LA SCÈNE	Prendre la situation en main
	S'assurer que l'endroit est sécuritaire
	Identifiez-vous et demandez le consentement
	Demandez à la victime « Comment vous sentez-vous? » et tapoter doucement l'épaule de la victime. (la victime ne répond pas)
	Placer la victime en position latérale de sécurité
PRIMARY SURVEY (ABCs)	Téléphoner pour de l'aide médicale d'urgence
	A Assurez-vous que les voies respiratoires de la victime ne sont pas obstruées
	b Vérifiez la respiration de la victime jusqu'à 10 secondes (la victime ne respire pas) Donner deux insufflations lentes en observant la poitrine de la victime (la
DÉFIBRILLATION	cage thoracique se soulève et s'abaisse)
	c Vérifiez la circulation jusqu'à 10 secondes (il n'y a pas de pouls)
	Mettre l'appareil en marche
	Raccorder les câbles au DEA
	Raccorder les électrodes aux câbles
	Coller les électrodes sur la poitrine du patient
	Écartez-vous de la victime - appuyer sur le bouton Analyse
	Choc conseillé
	Écartez-vous de la victime - Choc
	Analysez et répétez les chocs deux fois
	Prendre le pouls et si vous notez une absence de circulation faites la RCR durant 1 minute
	Écartez-vous - répétez l'analyse et donnez 3 chocs (si cela est recommandé par le DEA)
	Prendre le pouls et si vous notez une absence de circulation faites la RCR durant 1 minute
	Écartez-vous – répétez l'analyse et donnez 3 chocs (si cela est recommandé par le DEA)
	Prendre le pouls et si vous notez une absence de circulation faites la RCR durant 1 minute
	Continuer la procédure ci-dessus jusqu'à l'arrivé des secours médicaux.

Réponses aux exercices dirigés par l'instructeur

Vous sont données ci-dessous à titre de référence les réponses à tous les exercices dirigés par l'instructeur contenus dans le cahier d'activités.

Exercice dirigé par l'instructeur 4

A1 peut

A2 vigoureux

A3 un sifflement

A4 rougeâtre

A5 encouragez-la à tousser

B1 ne peut pas

B2 inefficaces

B3 des sons aigus

B4 bleuâtre

B5 les premiers soins

C1 ne peut pas

C2 impossibles

C3 absence de sons; ne peut pas

C4 bleuâtre

C5 les premiers soins

Exercice dirigé par l'instructeur 8A

1. tension artérielle

2. toujours

3a. l'épaississement; l'élasticité

 b. l'augmentation du volume

4. presque jamais

5. matières grasses

6. b

7. coronaropathie

8. a, b, c, d, f

9. d'oxygène

10. rétrécissement

11. caillot de sang; muscle cardiaque

12. l'oxygène

13. l'angine de poitrine

14. pomper le sang

15. mort subite

16. (dans n'importe quel ordre)

 la crise cardiaque

 l'accident cérébro-vasculaire

 la décharge électrique

 l'empoisonnement

 la suffocation

 la noyade

17. sang oxygéné

18. blocage; cerveau

19. l'accident cérébro-vasculaire

Êtes-vous prêt à faire face à *toute* situation d'urgence?

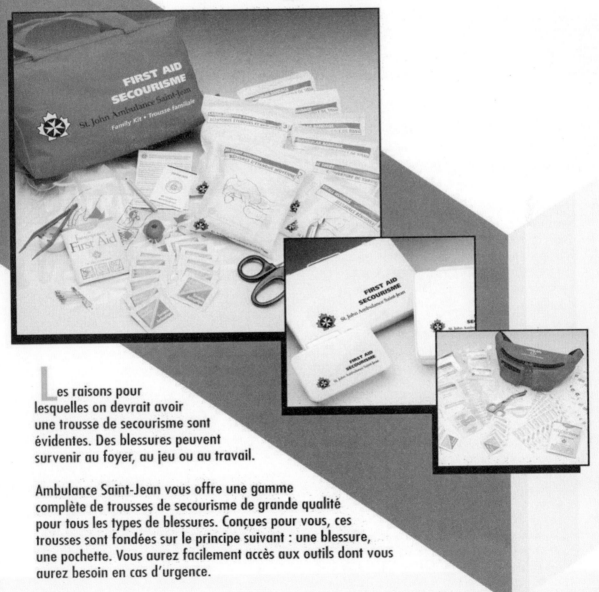

Les raisons pour lesquelles on devrait avoir une trousse de secourisme sont évidentes. Des blessures peuvent survenir au foyer, au jeu ou au travail.

Ambulance Saint-Jean vous offre une gamme complète de trousses de secourisme de grande qualité pour tous les types de blessures. Conçues pour vous, ces trousses sont fondées sur le principe suivant : une blessure, une pochette. Vous aurez facilement accès aux outils dont vous aurez besoin en cas d'urgence.

Les trousses de secourisme de l'Ambulance Saint-Jean
...des outils essentiels en *toute* situation d'urgence

Ambulance Saint-Jean

POUR OBTENIR DE PLUS AMPLES RENSEIGNEMENTS, COMMUNIQUEZ AVEC LE BUREAU DE L'AMBULANCE SAINT-JEAN DE VOTRE LOCALITÉ OU VISITEZ LE SITE @ www.sja.ca

ET MAINTENANT?

Félicitations!

Vous avez suivi avec succès un cours de secourisme de l'Ambulance Saint-Jean. Et maintenant? Pourquoi ne mettriez-vous pas en pratique vos techniques nouvellement acquises en devenant membre de l'Ambulance Saint-Jean?

Joignez-vous à la Brigade :

▶ **servez votre collectivité** - dispensez des services de secourisme lors d'événements locaux et participez entre autres à des programmes de visites dans les hôpitaux et les écoles;

▶ **apprenez d'autres techniques de secourisme, de RCR et de soins de santé (sans que cela ne vous en coûte un sou)** - les membres de la Brigade reçoivent une formation continue en secourisme, en RCR et en soins de santé et font l'objet d'évaluations pratiques et écrites;

▶ **développez des qualités de leader** - tirez profit d'une formation en leadership et mettez en pratique vos connaissances en la matière à tous les échelons de la Brigade;

▶ **faites-vous des amis** - la Brigade compte environ 500 divisions d'un bout à l'autre du pays, lesquelles sont formées de plus de 11 000 personnes qui, comme vous, veulent donner de leur temps à leur collectivité et partager avec elle leurs connaissances;

▶ **recevez des témoignages de reconnaissance** - votre employeur ou votre école vous seront reconnaissants de votre apport à titre de membre de la Brigade. Grâce à notre vaste programme de récompenses, vos réalisations seront reconnues.

Partagez vos connaissances avec les autres - devenez membre de la famille Saint-Jean.
Pour obtenir de plus amples renseignements, communiquez dès aujourd'hui avec la succursale de l'Ambulance Saint-Jean de votre localité.

Devenez instructeur :

▶ **donnez des cours au public** - approfondissez vos connaissances théoriques et pratiques par le biais du Programme national de formation des instructeurs, et faites profiter la collectivité de vos talents en donnant des cours conçus à son intention;

▶ **recevez des honoraires** - des honoraires vous seront versés afin que vous puissiez assumer les frais afférents aux cours que vous enseignez;

▶ **apprenez aux Canadiens à s'aider eux-mêmes** - avec votre aide, les Canadiens apprendront de nouvelles techniques dans le cadre des différents cours offerts par l'Ambulance Saint-Jean;

▶ **devenez plus à l'aise lorsque vous parlez devant un groupe** - vous aurez la chance de parler à des Canadiens, jeunes et vieux, et issus de différents milieux culturels. Chaque groupe présente de nouveaux défis;

▶ **nouez des amitiés durables** - à titre d'instructeur de l'Ambulance Saint-Jean, vous profiterez de vos rapports avec les autres instructeurs et les étudiants.

Ambulance Saint-Jean

FEUILLE-RÉPONSES DE L'EXAMEN DE SECOURISME
Niveaux Urgence et Général

EN CARACTÈRES D'IMPRIMERIE

Nom de l'étudiant : _____ Date: _____

Conseil/Centre spécial : _____

Notes finales : 1ʳᵉ partie : _____/20 *(Note de passage = 14/20)* 2ᵉ partie : _____ / _____

1–5 Leçons obligatoires ✔

1. a b c d
2. a b c d
3. a b c d
4. a b c d
5. a b c d
6. a b c d
7. a b c d
8. a b c d
9. a b c d
10. a b c d
11. a b c d
12. a b c d
13. a b c d
14. a b c d
15. a b c d
16. a b c d
17. a b c d
18. a b c d
19. a b c d
20. a b c d

6 La réanimation de l'enfant

21. a b c d
22. a b c d
23. a b c d
24. a b c d

7 La réanimation du bébé

25. a b c d
26. a b c d
27. a b c d
28. a b c d
29. a b c d

---

30. a b c d

8 Les urgences cardio-vasculaires et la RCR

31. a b c d
32. a b c d
33. a b c d
34. a b c d
35. a b c d
36. a b c d

9 La RCR à deux sauveteurs

37. a b c d
38. a b c d

10 L'examen secondaire

39. a b c d
40. a b c d
41. a b c d
42. a b c d

11 Les blessures aux os et aux articulations – membres supérieurs; élongations musculaires

43. a b c d
44. a b c d
45. a b c d
46. a b c d

12 Les blessures aux os et aux articulations – membres inférieurs

47. a b c d
48. a b c d
49. a b c d
50. a b c d
51. a b c d
52. a b c d

---

13 Les blessures à la tête, à la colonne vertébrale et au bassin

53. a b c d
54. a b c d

14 Les blessures à la poitrine

55. a b c d
56. a b c d
57. a b c d
58. a b c d

15 Le soin des plaies

59. a b c d
60. a b c d
61. a b c d
62. a b c d

16 La prise en charge de plusieurs victimes

63. a b c d
64. a b c d
65. a b c d
66. a b c d

17 Les transports improvisés

67. a b c d
68. a b c d

18 Les blessures de l'œil

69. a b c d
70. a b c d

19 Les brûlures

71. a b c d
72. a b c d

---

20 L'empoisonnement, les morsures et les piqûres

73. a b c d
74. a b c d

21 Troubles médicaux

75. a b c d
76. a b c d

22 Troubles physiques dus à la chaleur et au froid

77. a b c d
78. a b c d

23 L'accouchement d'urgence et la fausse couche

79. a b c d
80. a b c d

24 La défibrillation externe automatisée (DEA)

81. a b c d
82. a b c d
83. a b c d
84. a b c d
85. a b c d
86. a b c d
87. a b c d
88. a b c d
89. a b c d
90. a b c d

Formule d'inscription

Genre de cours :   Niveau urgence ☐   Niveau général ☐

NOM DE L'ÉTUDIANT   (Tel que vous désirez qu'il apparaisse sur le certificat. Écrivez en caractères d'imprimerie.)

PRÉNOM	INITIALE	NOM DE FAMILLE

ADRESSE

RUE / APP. / C.P.	TÉLÉPHONE	
VILLE	PROVINCE	CODE POSTAL

ADRESSE POSTALE ☐ La même que ci-dessus

RUE / APP. / C.P.	TÉLÉPHONE	
VILLE	PROVINCE	CODE POSTAL

RENSEIGNEMENTS AU SUJET DE L'EMPLOYEUR

ENTREPRISE / ORGANISME		N° D'EMPLOYÉ
RUE / APP. / C.P.		TÉLÉPHONE
VILLE		Télécopieur
PROVINCE	CODE POSTAL	Courrier électronique

PARTIE RÉSERVÉE À L'INSTRUCTEUR

DATE	NUMÉRO DU COURS	FRAIS VERSÉS	N° DU REÇU

LEÇONS FACULTATIVES

☑ 1-5   ☐ 6   ☐ 7   ☐ 8   ☐ 9   ☐ 10   ☐ 11   ☐ 12   ☐ 13   ☐ 14   ☐ 15   ☐ 16   ☐ 17   ☐ 18   ☐ 19   ☐ 20   ☐ 21   ☐ 22   ☐ 23   ☐ 24

NOM DE L'INSTRUCTEUR	AIDE-INSTRUCTEUR
NOM DE L'EXAMINATEUR	AIDE-EXAMINATEUR

Pour compléter votre formation en secourisme, ajoutez une trousse de premiers soins. Renseignez-vous auprès de votre instructeur.

Ambulance Saint-Jean